古今名医临证金鉴

奇症卷

单书健　陈子华　石志超　编著

中国中医药出版社

·北京·

图书在版编目(CIP)数据

古今名医临证金鉴.奇症卷/单书健等编著.--2 版.
--北京:中国中医药出版社,2011.7
ISBN 978-7-5132-0476-7

Ⅰ.①古… Ⅱ.①单… Ⅲ.①疑难病—中医学:临床
医学—经验—中国 Ⅳ.①R24

中国版本图书馆 CIP 数据核字(2011)第 079446 号

中 国 中 医 药 出 版 社 出 版
北京市朝阳区北三环东路 28 号易亨大厦 16 层
邮政编码 100013
传真 010 64405750
保定市中画美凯印刷有限公司印刷
各地新华书店经销

＊

开本 880×1230 1/32 印张 10.625 字数 209 千字
2011 年 7 月第 2 版 2011 年 7 月第 1 次印刷
书 号 ISBN 978-7-5132-0476-7

＊

定价 23.00 元
网址 www.cptcm.com

序

十年前出版之《当代名医临证精华》丛书，由于素材搜罗之宏富，编辑剪裁之精当，一经问世，即纸贵洛阳，一版再版，为医林同仁赞为当代中医临床学最切实用、最为新颖之百科全书。一卷在手，得益匪浅，如名师之亲炙，若醍醐之灌顶，沁人心脾，开慧迪智，予人以钥，深入堂奥，提高辨治之水平，顿获解难之捷径，乃近世不可多得之巨著，振兴中医之辉煌乐章也，厥功伟矣，令人颂赞！

名老中医之实践经验，乃中医学术精华之最重要部分，系砺练卓识，心传秘诀，可谓珍贵之极。今杏林耆宿贤达，破除"传子不传女，传内不传外"之旧规，以仁者之心，和盘托出；又经书健同志广为征集，精心编选，画龙点睛，引人入胜。熟谙某一专辑，即可成为某病专家，此绝非虚夸。愚在各地讲学，曾多次向同道推荐，读者咸谓得益极大。

由于本丛书问世迄已十载，近年来各地之新经验、新创获，如雨后春笋，需加补充；而各省市名老中医珍贵之实践经验，未能整理入编者，亦复不少，更应广搜博采，而有重订《当代名医临证精华》之议，以期进一步充实提高，为振兴中医学术，继承当代临床大家之实践经验，提高中青年中医辨治之水平，促进新一代名医更多涌现，发展中医学术，作出卓越贡献。

与书健同志神交多年，常有鱼雁往还，愚对其长期埋首发掘整理老中医学术经验，采撷精华，指点迷津，详析底蕴，精心编辑，一心为振兴中医事业而勤奋笔耕，其淡泊之心志，崇高之精神，实令人钦佩。所写"继承老中医经验是中医学术发展的关键"一文，可谓切中时弊，力挽狂澜，为抢救老中医经验而呼吁，为振兴中医事业而献策，愚完全赞同，愿有识之士，共襄盛举。

顷接书健来函，出版社嘱加古代医家经验，颜曰：古今名医临证金鉴。愚以为熔冶古今，荟为一帙，览一编于某病即无遗蕴，学术发展之脉络了然于胸，如此巨构，实令人兴奋不已。

书健为人谦诚，善读书，且有悟性，编辑工作之余，能选择系之于中医学术如何发展之研究方向，足证其识见与功力，治学已臻成熟，远非浅尝浮躁者可比。欣慰之余，聊弁数语以为序。

八二叟朱良春谨识

时在一九九八年夏月

继承老中医经验是中医学术发展的关键

理论-实践脱节与文字之医

理论-实践脱节,即书本上的知识,包括教科书知识,并不能完全指导临床实践。这是中医学术发展未能解决的首要问题。形成理论-实践脱节的因素比较复杂,笔者认为欲分析解决这一问题,必须研究中医学术发展的历史,尤其是正确剖析文人治医对中医学术的影响。

迫医巫分野后,随着文人治医的不断增多,中医人员的素质不断提高,因为大量儒医的出现,极大地提高了医生的基础文化水平。文人治医,繁荣了中医学,增进了学术争鸣,促进了学术发展。

通医文人增加,对医学发展的直接作用是形成了以整理编次医学文献为主的学派。如许叔微、王肯堂、张景岳、沈金鳌、徐大椿等,他们步入医林之前均为享誉文坛的文人。由于儒家济世利天下的人生观,促使各阶层高度重视医籍的校勘整理、编撰刊行,使之广为流传。

文人治医对中医学术的消极影响约有以下诸端:

尊经崇古阻碍了中医学的创新发展。

两汉后,在儒生墨客中逐渐形成以研究经学,弘扬经书和从经探讨古代圣贤思想规范的风气,后人称之为经学风气。

这种学风对医学之影响自宋代始已十分显著,严重地束缚了医学的发展,近人谢利恒曾指出:"儒家所谓道统者,移之而用于医者,于是神农、黄帝犹儒家之二帝三王,仲景、元化犹儒家之有周公、孔子矣。于是言医者,必高语黄农,侈谈灵素,舍是几不足与于知医之列矣。"一语道中了儒家尊经崇古之风给中医学带来的影响。宋以来,中医基础理论方面的著作,几乎均以对《内经》《难经》《伤寒论》的注释与发挥为主要形式,于解释不通,已见有悖之处,宁可提出所谓错简、脱衍等故,也不敢自立新说。

医经研读、类编、校正、考据、荟萃、发微、问难解惑、钩玄构成了当时医学著作的主体。如徐灵胎所说:"言必本于圣经,治必尊于古法",经典著作乃"金科玉律,不可增减一字"。尽管这些文献的整理对文献保留作出了贡献,但成为一种时尚,则将习医者带入尊经泥古的误区。儒家"信而好古","述而不作"一直成为医学写作的指导思想,这种牢固的趋同心理,削磨、遏制了医家的进取和创新。

尊经泥古带给医坛的是万马齐喑,见解深邃的医家亦不敢自标新见,极大地禁锢了人们的思想,导致了医学新思想的难以产生及产生后易受抑压。也导致了人们沿用陈旧的形式来容纳与之并不相称的新内容,从而限制了新内容的进一步发展,极大地延缓了中医学的发展。

侈谈玄理,无谓争辩。

我国现代科学的前辈任鸿隽先生,在《论中国无科学之原因》中指出:"秦汉以后,人心梏于时学,其察物也,取其当然而不知其所以然,其择术也,骛于空虚而行避实际。"一些医学家受理学方法影响,以思辩为主要方法,过分强调理性作用,心外无物,盲目夸大了尽心明性在医学研究中的地位,对医学事实进行随意的演绎推理,以至于在各家学说中掺杂了大量的主观臆测、似是而非的内容(宋代以前文献尚重实效,宋代以后则多矜夸偏颇,侈谈玄理,思辩攻讦之作)。

无谓争辩中的医家,所运用的思辩玄学的方法,使某些医学概念外延无限拓宽,反而使内涵减少和贫乏,事实上思辩只是把人引入凝固的空洞理论之中。这种理论似乎能解释一切,实际上却一切都解释不清。它以自然哲学的普遍性和涵容性左右逢源,一切临床经验都可以成为它的诠注和衍化,阻碍和束缚了人们对问题继续深入的研究。理论僵化,学术惰于创新,通过思辩玄学方法构建的某些理论,不但没有激起后来医家的创新心理,反而把人们拉离临床实践的土壤。如薛立斋、赵献可的"肾命说",孙一奎的"三焦说",张景岳对朱丹溪的无谓争辩。实际上,三焦、命门之争,玄而又玄,六味、八味何以包治百病?

无病呻吟,附庸风雅的因袭之作。

"立言"的观念在文人中根深蒂固,一些稍涉医籍的文人,悠哉闲哉之余,也附庸风雅,编撰方书,有的仅是零星经验,有的只是道听途说,或率意为之、东拼西凑的因袭之作。对此,有一些医家也曾提出批评。

重文献,轻实践。

受到经学的影响,中医学的研究方法大抵停留在医书的重新修订、编次、整理、汇纂,呈现出"滚雪球"的势态。文献虽多，而少科学含量。从传统意义上看，尚有可取之处，但在时间上付出的代价是沉重的，因为这样的思想延缓了中医学的发展。

医经系统，历代数百注家，或节录或串讲，洋洋大观。

伤寒系统，有人统计注释《伤寒》不下千余家，主要是编次、注释，但大都停留在理论上的发挥和争鸣，甚或在如何恢复仲景全书原貌等问题上大作文章，进而争论诋毁不休，站在临床角度上深入研究者太少了。马继兴先生对《伤寒论》版本的研究，证明"重订错简"几百年形成的流派竟属子虚乌有。

方药系统，或简编，或扩编，历代本草方书洋洋大观。

各科杂病系统不成体系。因为在这个系统中，绝大多数医著实际上是方书。如《刘涓子鬼遗方》《妇人大全良方》是外、妇科著作，还是方书？ 当然列入方书更为恰当。有少数不能列入方书系统的，也是多方少论。

整个中医研究体系中重经典文献，轻临床实践是十分明显的。

一些医家先儒而后医，或弃仕途而业医，他们系统研究中医时多已年逾不惑，还要从事著述，真正从事临床的时间并不多，即使写出有影响的医著，其实践价值仍需推敲。

苏东坡曾荐圣散子方，某年大疫，苏轼用圣散子方而获效，逾时永嘉又逢大疫，又告知民众用圣散子方，而贻误病情者甚伙。东坡序曰：

昔尝见《千金方》三建散，于病无所不治。孙思邈著论以谓此方用药节度不近人情。至于救急，其验特异，乃知神物效灵,不拘常制,至理开惑,智不能知。今余所得圣散子,殆此意也欤。自古论病,惟伤寒至危急,表里虚实,日数证候,汗下之法,差之毫厘,辄至不救。而用圣散子者,不问阴阳二感,状至危笃者,连饮数剂则汗出气通,饮食渐进,更不用诸药连服取差。其轻者,心额微汗,正尔无恙,药性小热,而阳毒发斑之类,入口即觉清凉,此不可以常理诘也。时疫流行,平旦辄煮一釜,不问老少,各饮一大盏,则时气不入其门。平居无病,空腹一服则百疾不生。真济世之宝也······(圣散子方中多为温燥之品)

陈无择《三因方》云:此药实治寒疫,因东坡作序,天下通行。辛未年,永嘉瘟疫,被害者不可胜数。盖当东坡时寒疫流行,其药偶中而便谓与三建散同类。一切不问,似太不近人情。夫寒疫亦自能发狂,盖阴能发躁,阳能发厥,物极则反,理之常然,不可不知。今录以备寒疫治疗用者,宜审究寒温二疫,无使偏奏也。

《冷庐医话》记载了苏东坡孟浪服药自误:

"士大夫不知医,遇疾每为庸工所误。又有喜谈医事,孟浪服药以自误。如苏文忠公事可恸叹焉。建中靖国元年,公自海外归,年六十六。渡江至仪真,舣舟东海亭下。登金山妙高台时,公决意归毗陵。复同米元章游西山,逭暑南窗松竹下。时方酷暑,公久在海外,觉舟中热不可堪。夜辄露坐,复饮冷过度,中夜暴下,至旦惫甚,食黄芪粥,觉稍适。会元章约明日为筵,俄瘴毒大作,暴下不止。自是胸膈作胀,不欲饮食,夜不能寐。十一日发仪真,十四日疾稍增,十五日热毒转甚。诸药尽却,以参苓瀹汤而气寖止,遂不安枕席。公与钱济明书云：某一夜发热不可言，齿间出血如蚯蚓者无数，迫晓乃止，困惫之甚。细察病状，专是热毒根源不浅。当用清凉药，已令用人参、茯苓、麦门冬三味煮浓汁，渴即少啜之，余药皆罢也。庄生闻在宥天下，未闻治天下也。三物可谓在宥矣，此而不愈在天也，非吾过也。二十一日，竟有生意，二十五日疾革，二十七日上燥下寒，气不能支，二十八日公薨。余按病暑饮冷暴下，不宜服黄芪。迫误服之，胸胀热壅，牙血泛溢，又不宜服人参、麦门冬。噫！此岂非为补药所误耶？"

林昌彝《射鹰楼诗话》亦有如上之记载。

文人治医，其写作素养，在其学问成就上起到举足轻重的作用。而不是其在临床上有多少真知灼见。在中医学发展史上占有重要地位的医学著作并非都是经验丰富的临床大家所为。

众所周知的清代医家吴鞠通所著的《温病条辨》全面总结了叶天士的卫气营血理论，成为温病学术发展的里程碑，至今仍有人奉为必读之经典著作。其实吴鞠通著《温病条辨》时，从事临床只有六年，还不能说是经验宏富的临床家。

《温病条辨》确系演绎《临证指南》之作，对其纰谬，前哲今贤之驳辨批评，多为灼见。研究吴鞠通学术思想，必须研究其晚年之作《医医病书》及其晚年医案。因《温病条辨》成书于 1798 年，吴氏 40 岁，而《医医病书》成于道光辛卯(1831)年，吴氏时已 73 岁。仔细研究即可发现风格为之大变，如倡三元气候不同医要随时变化，斥用药轻描淡写，倡治温重用石膏，从主张扶正祛邪，到主张祛除邪气，从重养阴到重扶阳……。

明代医学成就最著者，一为李时珍之《本草纲目》，一为王肯堂之《证治准绳》。《证治准绳》全书总结了明代以前中医临床成就，临床医生多奉为圭臬，至今仍有十分重要的学术价值。但是王肯堂并不是职业医生、临床家。肯堂少因母病而读岐黄家言，曾起其妹于垂死，并为邻里治病。后为其父严戒，乃不复究。万历十七年进士，选翰林院庶吉士，三年后受翰林院检讨，后引疾归。家居十四年，僻居读书。丙午补南行人司副，迁南膳部郎，壬子转福建参政……独好著书，于经传多所发明，凡阴阳五行、历象……术数，无不造其精微。著《尚书要旨》《论语义府》《律例笺释》《郁冈斋笔麈》，雅工书法，又为藏书大家。曾辑《郁冈斋帖》数十卷，手自钩拓，为一时刻石冠。

林珮琴之《类证治裁》于叶天士内科心法多有总结，实为内科之集大成者，为不可不读之书，但林氏在自序中讲得清清楚楚：本不业医。

目尽数千年，学识渊博，两次应诏入京的徐灵胎，亦非以医为业，如《洄溪医案》多次提及：非行道之人。

王三尊曾提出"文字之医"的概念（《医权初编》卷上论石室秘录第二十八）："夫《石室秘录》一书，乃从《医贯》中化出。观其专于补肾、补脾、舒肝，即《医贯》之好用地黄汤、补中益气汤、枳术丸、逍遥散之意也。彼则补脾肾而不杂，此又好脾肾兼补者也。……此乃读书多而临证少，所谓文字之医是也。惟恐世人不信，枉以神道设教。吾惧其十中必杀人之二三也。何则？病之虚者，虽十中七八，而实者岂无二三，彼只有补无泻，虚者自可取效，实者即可立毙……医贵切中病情，最忌迂远牵扯。凡病毕竟直取者多，隔治者少，彼皆用隔治而弃直取，是以伐卫致楚为奇策，而仗义执言为无谋也。何舍近而求远，尚奇而弃正哉。予业医之初，亦执补正则邪去之理，与隔治玄妙之法，每多不应。后改为直治病本，但使无虚虚实实之误，标本缓急之差，则效如桴鼓矣。……是书论理甚微，辨症辨脉则甚疏，是又不及《医贯》矣……终为纸上谈兵。"

"文字之医"实际的临床实践比较少，偶而幸中，不足为凭。某些疾病属于自限性疾病，即使不治疗也会向愈康复。偶然取效，即以偏概全，实不足为法。

文字之医为数不少，他们的著作影响左右着中医学术。

笔者认为理论与实践脱节，正是文人治医对中医学术负性影响的集中体现。

必须指出，古代医学文献临床实用价值的研究是十分艰巨的工作。笔者虽引用王三尊之论，却认为《石室秘录》《辨证录》诸书，独到之处颇多，同样对非以医为业的医家，如徐灵胎、林珮琴等之著作，亦推崇备至，以为不可不读。

老中医经验是中医学术精华的重要组成部分

中医药学历数千年而不衰，并不断发展，主要依靠历代医学家临床经验的积累、整理提高。历代名医辈出，多得自家传师授。《周礼》有"医不三世，不服其药"，可见在很早人们即已重视了老中医经验。

以文献形式保留在中医典籍之中的中医学术精华仅仅

是中医学术精华的一部分。为什么这样说，这是因为中医学术精华更为宝贵的部分是以经验的形式保留在老中医手中的。这是必须予以充分肯定、高度重视的问题。临床家，尤其是临床经验丰富、疗效卓著者，每每忙于诊务，无暇著述，其临床宝贵经验，留下来甚少。叶天士是临床大家，《外感温热篇》乃于舟中口述，弟子记录整理而成。《临证指南医案》，亦弟子侍诊笔录而成，真正是叶天士自己写的东西又有什么？

老中医经验，或禀家学，或承师传，通过几代人，或十几代或数百年的长期临床实践，反复验证，不断发展补充，这种经验比一般书本中所记述的知识要宝贵得多。

老中医经验形成还有一些形式，虽然并未禀承家学师传，但也十分珍贵。一些药物、方剂、治法，通过老中医自己的领悟、验证，或通过其加减变化，或发现了最佳药量，或发现了文献中未记载的作用，或对其适应症提出了明确选择标准，疗效提高，乃至于十分确切；经过整理提高，文献中的知识，确定无疑地变成了老先生自己的经验。这种经验也经过老中医长达几十年的临床验证，弥足可珍。

书中的知识要通过自己的实践，不断摸索不断体会，有了一些感受，才能真正为自己所利用。目前中医教材中也确实存在着理论与实际脱节的情况，纸上千般妙，临证却不灵。在这种情况下，锻炼提高临床水平，并非易事。真正达到积累一些经验，不消说对某些疾病能形成一些真知灼见，就是能准确地把握一些疾病的转归，亦属相当困难，没有十年二十年的长期的摸索，是不可能的。很显然，通过看书把老中医经验学到手,等于间接地积累了经验,很快增加了几十年的临床功力,这是中青年医生提高临床能力的必由之路。全面提高中医队伍的临床水平,必将对中医学术发展产生极大的推动作用。

笔者在前面谈了文人治医对中医学术的影响,其中最重要的不利影响,就是重理论轻实践,因而在实践经验性极强的中医学文献中,反而缺少系统的真正能指导临床实践的文献,这确实是一大遗憾。

文献是人类文明、文化繁荣、科技进步、历史发展的记录和显著标志。文献是创造的"中介",是社会科学能力的两翼。丰富的科学的不断增殖的、不断被利用的文献,是一门科学不断发展的基础。

通过我们的努力,使老中医经验发掘整理出来,形成一次文献,必将极大地丰富祖国医学中的临床医学文献。鉴于中医临床文献尚显薄弱的现状,整理老中医经验,当然具有极其重要的文献价值了。

中医理论的发展源于临床经验的整理和升华,临床经验整理之著作,又成为理论发展之阶梯,如《伤寒论》《脾胃论》《湿热病篇》等。临床医学的不断发展是中医理论发展的基础。

老中医经验中不乏个人的真知灼见,尤其是独具特色的理论见解、自成体系的治疗规律都将为中医理论体系的发展提供重要的素材。尤其是传统的临床理论并不能完全满足临床需要时,理论与临床脱节时,老中医的自成规律的独特经验理论价值更大。

抢救继承老中医经验是中医学术发展的当务之急

目前,中医学面临着严峻的考验和前所未有的挑战:

临床范围的窄化,临床阵地的不断缩小,有真才实学而又经验丰富的老中医寥若晨星,信仰人群的迁移,观念的转变,全面发展中医临床已不复可能。

科研指导思想的偏差。不断用现代医学、现代科学去证明,去廓清中医学,中医永远处于这种地位,是难以按自身规律发展的。科研成果大部分脱离了中医药学的最基本特点,以药为主,医药背离,皮之不存,毛将焉附?

中医教育亦不尽人意。由于教材中对中医学的一些基本概念的诠释,与中医理论大相径庭,或以偏概全,尤其是中西并举,使学生无法建立起中医的思维方式,不能掌握中医学的精髓,不能用中医的思维方式去认识疾病,这是中医教育亟待解决的问题。中医学术后继乏人,绝非危言耸听,而是严酷的现实。

在强大的现代医学冲击下,中医仍然能在某些领域卓然自立,是因为其临床实效,现代医学尚不能取而代之。这是中医学赖以存在的基础,中医学的发展亦系之于此。无论从中医文献理论——实践脱节的实际状况,还是从培养中医临床人才,提高临床疗效来看,抢救、发掘、继承老中医经验,都是中医学术发展的战略起点和关键所在。

单书健

凡　　例

一、《古今名医临证金鉴》，意在选取古今临床家于中医临证确有裨益之经验，以资临床借鉴。宗此标准，古代文献之选辑，以明清文献为主。

二、编排层次，每卷均先列古代文献，继以现代文献（1949 年尚在世者均列入现代医家），其下分列病种，进而胪述各家经验。古代医家一般以生卒时间为序。每病之下，系统论述者居前，医话医案居后。间有部分理论论述，或内容顺序不宜后置者，而提置于前。病下各家经验，多为一篇。间有数家因不便以一篇介绍者，未予合并。

三、编入各卷中的医家均为声名显赫的大家，故介绍从简。间或有生卒时间无考者，只得抱憾缺如。

四、文献来源及整理者，均列入文后。未列整理者，多为老先生自撰。或所寄资料未列，或转抄遗漏，间亦有之，于兹恳请见谅。

五、古代文献，以保持古籍原貌为原则。间有体例欠明晰者，则略作条理，少数文献乃原著之删节摘录，皆着眼实用，意在避免重复，把握要点。

六、古代文献中计量单位，悉遵古制，当代医家文献则改为法定计量单位。一书两制，实有所因。

七、历代医家处方书写，各有特色，药名强求统一，似觉与原来风格不谐，故多遵原貌，不予划一。

八、曾请一些老先生对文章进行修改或重新整理素材，以突出重点，使主旨鲜明，识邃意新；或理纷治乱，而重新组构，俾叶剪花明，云净月出。

九、各文章之题目多为编纂者所拟，或对仗不工，或平仄欠谐，或失雅训，或难概全貌，实为避免文题重复，勉强而为之，敬请读者鉴谅。

《古今名医临证金鉴·奇症卷》述要

单书健　陈子华　石志超

奇症是指临床少见、表现奇异、起因乖戾、病机隐晦、辨治每令医生无从着手的一些特殊的病症。《四库全书总目提要》则称之为"罕见之怪异"，对这一类病症，中医典籍每以奇症、怪病称之。

奇症在中医典籍中不乏记载，专著亦复不少。其中洋洋大观者，当推清·沈源之《奇症汇》。此外尚有徐锦《奇病录》、丹溪之《怪疴单》、王远之《奇疾方》等。其他医籍中以奇症、怪病名篇，纂为一门者则为更多。

纵观古籍中之奇症，荒诞不经、矜夸猎奇者颇多，或较多无稽之谈。囿于历史因素，我们很难苛责前人。近年来出版的奇症专著，亦有遍览全书，实属奇症者，竟十不一二。之所以如此，主要是奇症尚无明确清晰之概念，亦无从制定奇症之诊断标准。愚意以为：奇症首先是表现奇特、少见、罕见之病。而常见病之重笃者，不可视之为奇症。还有一种情况，表现不甚奇异，然现代医学已明确为罕见病，亦应属于奇症。

是卷古代文献，选录《奇症汇》、《奇病录》之部分奇症，以及散见于其他古医籍中之奇症。

当代医家已着手于奇症之治疗规律之探索，此实为中医学术之一进步。

颜德馨教授体验奇症怪病多有瘀血作祟者，宗《素问·缪刺论篇》"今邪客于皮毛，入舍于孙络，留而不去，闭塞不通，不得入于经，流溢于大络，而生奇病"之旨，尝用理气化瘀、散风化瘀、养血化瘀、益气化瘀诸法治疗一些奇症怪病，如青年女性之阵发性摇头不止、痿证、老年性痴呆。多数医家于奇症之治均重化瘀。

杜雨茂先生治疗奇症主张紧扣病机，治病求本，他认为奇症的外在表现尽管奇特迷离，但仍和一般疾病一样，都是对内在病机（本质）的反映，这种反应是扭曲变形的，故临证时每被其表象所迷惑，要透过表象，抓住本质，立法处方。治疗奇症，要善于抓住主证，以此为线索，每可作出相应的诊断，进而解决主要矛盾。解决了主要矛盾，次要矛盾亦迎刃而解；病在局部，着眼整体。

王少华先生主张治奇症应求其本，溯其病源，每每责之于肝。

杨少山先生于奇症怪病，每每从痰论治，疗效亦佳。

李克绍先生宗冯兆张之论："人身之病四百有四，载之《素问》、《灵枢》者，已八九，外不过风寒暑湿燥火六气之淫，内不过喜怒忧思惊悲恐七情之伤，变见于脏腑经络间为病，安有所谓怪也！"认为所谓怪病，多不足怪，只因不识病因，不明病理，对未经见之病，遂迷惘不知，每以为怪。主张辨证应精细，寻找可供诊断之蛛丝马迹，以辨证求因，妥施方药，亦属砺练之谈。

熊继柏教授体会奇症之治，不离常法，临证之要，莫守成方。

　　总之，卷中当代医家于奇症之辨治已较深刻，并形成了一些规律性的认识，可资临证借鉴。

目　　录

古代医家经验

沈 源

《奇症汇》选录

沈源，清代医家

头 皮 蛆 瘤

《小山怪症方》云：有人头皮作痒，时有蛆出。治用丝瓜叶以刀切搽之。候蛆出尽，绝根。

头 血 如 汗

邻人顾姓者，因少年勤内事，头皮血出如汗，此肝肾之火逆上。因血热甚，所以从发窍直出，盖汗乃血之液，从气化白。《内经》有肌衄一条，因气散不能从化，故肌肤汗血，此症并非气不能化，化亦不及故也。治用甘露饮数剂得愈。

发 时 尽 脱

一胡氏子，年十七八，发脱不留一茎，饮食起居如常，脉微弦而涩，轻重皆同。此厚味成熟，湿痰在膈间。复因多食梅酸味，以致湿热之痰，随上升之气至于头，熏蒸发根之血，渐成枯槁，遂一时尽脱。以补血升散之药，用防风通圣散去芒硝，唯大黄三度酒炒，兼四物汤酒制合煎。服两月余，诊其脉，湿热渐解，乃停药，淡味调养，两年发长如初。

发 生 水 珠

一人发生水珠，如汗滴不止，用甘草一斤煎汤三四碗，作三四服，其水即止。此症自幼年间服药过多故也。

眉 发 脱 落

一儒者，因饮食劳役，乃恼怒，眉发脱落。薛以为劳伤精血，阴火上炎所致，用补中益气加麦冬、五味，及六味地黄丸加五味子，眉发顿生如故。

予治山左叶氏子，年二十三，患眉发脱落，视其脉，两尺沉迟，症由肾脏受寒。彼云匝月前，泄后口渴，曾饮冷一盏，自后觉眉发渐脱。予曰：《素问》云：发之华在肾；又《草木子》云：气之荣以眉，血之荣以发；发者，血之余，血者，水之类也。水之中有相火寄焉，若一接内则此火翕然而下，又即以冷饮加之，则火微水凝，十二经脉滞而不行，于是肾不华而气不荣也。《月令》云：仲秋阴气侵盛，阳气日衰，水始涸，是水之涸地之死也，死则草木渐衰。于仲冬水泉动而一阳生，是水之动，地之生也，生则草木渐长。眉发而欲其复萌，必得阳生而阴可长，用桂附纯阳之火加六味纯阴水中，使肾中温暖，如冬月一阳，来复于水土之中，万物皆生，如予言，服之而愈。

面色变黑

孙招治一男子，因登厕被臭气熏触，隐忍良久，明日满面皆黑色，月余不散。相士断云：于出月外必死，至期无恙。孙招治以沉松香各一两，剉碎安炉中烧熏帐内，以被覆定，令病者瞑目端坐，候香尽，方可出帐，明日引鉴照之，面上黑色渐散矣。

全浙夫人忽一日面上生黑斑数点，数日后满面俱黑，遍医治不效。忽过一草泽医云，夫人日食毒，治之一月平复。后校其方，只用生姜汁服之。问其故云，夫人日食斑鸠，盖此物常食半夏苗耳，是以中毒，故用生姜以解之。

面疮五色

有人面上生疮，疮上出现五色者，即用盐汤浸绵溻疮上，五六度即愈。

辘轳转睛

又云：有人患脑筋如拽，神珠不待人转，而自蓦然擦上，蓦然擦下，下之不能上，上之不能下，或左或右，倏易无时，盖转动搏击不定，筋脉振惕，缓急无常，被其牵拽而为害，名曰辘轳转睛。轻则气定脉偏而珠歪，重则反转而为瞳神反背矣，服钩藤饮子自愈。

白睛变蓝

《眼症论》云：有人患目之白睛忽变青蓝色。此被郁邪蒸逼，走入珠中，膏汁游出，入于气轮，故色变青色。方用还阴救苦汤，频服自愈。

饥 则 目 闭

亮乡之女，左目红肿，如腹中饱，眼乃开，饥则眼不能开，此疳积虚寒症也。以夏枯草二钱，谷精草、甘草各一钱，香附一钱五分，煎服四帖而安。

夜 视 如 昼

又云：有人黑暗之夜，两目倏忽见物，如日中一般。此水火不交，精华关格，乖乱不和之甚，而阳光飞越之害，不能摄养阴精，阳光无制使然，服加减八味丸乃可。

视 物 如 狮

伊川云：有一人患心疾，见物如狮子，川教以手直前捕之，见其无物，久久自愈。此乃痰也，继服牛黄清心丸，以除病根。

视 一 为 二

《本事方》云：荀牧仲顷年尝谓予曰，有人视一物为两，医者作肝气有余，故见一为二，教服泻肝药皆不应，此何疾也？予曰，《灵枢经》云：目之为系，上属脑后于顶中，故邪中于内。因逢其身之虚，其入深，则随眼系以入于脑，则脑转，脑转则引目系急，目系急则目眩以转矣。邪中其精，其精所中，不相比也，则精散，精散则视歧，故见两物也。令服驱风入脑药得愈。

视惑见佛

《道山清话》云：张子颜少师，晚年尝患目光闪闪，然中有白衣人如佛相者，子颜信之弥，谨乃不食肉，不饮酒，然体瘦而多病矣。一日从汪寿卿求脉，寿卿一见大惊，不复言，但投以大丸数十粒，小丸千余粒，祝曰，十日中服之当尽却以示报。既如期，视所见白衣人，衣变黄而先无所见矣，乃欲得肉食，又思饮酒，又明日俱无所见，觉气体异他日矣。寿卿以告，寿卿曰，吾固知矣，公脾初受病，为肺所乘，心者脾之母也。工既多疑，致心不固，自然有所睹，吾以大丸实其脾，小丸补其心，肺为脾之子，既不能胜其母，其病自愈也。

视直如曲

予治孙旗丁之内，产后十数日，觉气不舒，自后两目视物，渐至以直为曲，如弯弓状，医无所措。已及两月，适予出京至天津，有运粮官马石泉者，患目疾，延予治之，孙亦请求治，切其脉沉涩，症由瘀滞，目视直物而为曲者，必瘀血阻折肝胆之叶。昔吕复治道士伤酒大吐时，上焦反覆，致倒其胆腑，视物倒直。今折其肝叶，曲其胆腑，故视物亦曲，即用当归、桃仁各三钱，五灵脂一钱五分，酒炒大黄、肉桂各一钱，以行其瘀，柴胡八分以舒其肝。一剂，下黑血成块者数次，视物渐直，再剂又下数次，即看物如故。

耳 内 长 肉

华佗云：余治一人，耳内忽长肉一条，手不可近，色红带紫。余曰此肾火腾烧于耳也。用硼砂一分，冰片一分，点之立化为水，后用六味丸、大斛饮之，二斛痊愈。

铁 衣 耳 痒

《奇病方》云：有人耳中作痒，以木刺之，尚不足以安其痒，必以铁刀刺其底，始觉快然，否则痒极欲死。此肾肝之火，结成铁底于耳，非汤药可救。方用龙骨一钱，皂角刺一条烧存性，冰片三分，雄鼠胆一枚，先将前药为末，后以鼠胆水调匀，而后以人乳再调如厚糊一般，将此药尽抹入耳孔内，必然痒不可当，须人执两手，痒定而自愈矣。愈后当常服六味丸，庶不再发。

《类编》云：族人友夔，壮岁时苦两耳作痒，每日一作，遇其甚时，殆不可耐，击刮挑剔，无所不至，而所患自若。常以坚竹三寸许，截作五六片，细削如洗帚状，极力撞入耳中，皮破血出，或多至一蚬壳而后止，明日复然。失血既多，为之困悴。适有河北医士周敏道到乡里，因往谒之。周曰：此肾脏风虚，致浮毒上攻，未易以常法治也。当服透冰丹，更戒酒面鸡子之类，能一月为佳。夔用其戒，数日痒止。而食忌不能久，既而复作，乃著意痛戒，迨于累旬耳不复痒。

鼻 生 红 线

《奇病方》云：人有鼻中生红线一条，长三尺许，少动则痛，此饮酒过多而然。方用硼砂一分，冰片一分，研为末，以人乳调之，点红线中间自愈。

鼻 垂 红 线

丹溪云：有咽痛诸药不效者，此非咽痛，乃鼻中生一条红线如发，悬一黑泡，大如樱珠，垂挂到咽门而止，口中饮食不入。惟用深取土牛膝根独条肥大者，捣碎入好醋三五滴，同研细，滴入鼻中二三点，即系断珠破，吐出瘀血立安。

饮 从 鼻 出

孙东宿治太学孙中叔以暑月赴南雍，一日转班出索茶饮，饮辄逆流左鼻，茶入腹者十之三。几一月，不惟茶水为然，粥饭亦多从鼻出，渐加恶心、头晕、肌肉削、四肢无力、心益惴惴，亟归。就孙治，孙云：诸医认何证投何药？中曰：医皆谓诸逆上冲，皆属于火，故投剂非黄连解毒，即三黄、石膏、栀子、黄柏、知母、天花粉、葛根之属，孙曰：治病贵辨明经络……《内经》云：咽喉者，水谷之道路也。喉咙者，气之所以上下者也，颃颡者，分气之所泄也。人之鼻渊涕出不收者，颃颡不开也，子之症亦颃颡不开之类尔。颃颡不开，故气上而不下，会厌弱尔不能掩，故饮食逆从鼻窍而……子多服寒凉，此所以恶心、头晕、肌削也。症当温补，盖属金而主气，金气旺则收敛不降，气下降则饮食从气下矣。宜六君子汤加辛夷、桑白皮、苡仁、沉香，一进而暖，三进止大半，七剂全安。

口 鼻 恶 臭

张子和治一人，年二十余岁，病患口中气出如登厕，虽亲戚莫肯对语。戴人曰：肺金本主腥，金为火所乘，火主臭，应便如是，久则成腐，腐者肾也，此亢极反兼水化。病在上，宜涌之，以茶调散（瓜蒂、茶叶为末，每服二钱，韭汁调服取吐）涌去其七，夜以舟车丸、浚川丸，五七行，比旦而臭断。

口 疮 及 脘

《儒门事亲》云：一男子病口疮数年，上至口，中至咽，下至胃脘皆痛，不敢食热物。一涌一泄一汗，十去其九，次服黄连解毒汤，不十余日皆释。

口 唇 紧 小

《纲目》云：有人患口唇紧小，不能开合饮食，不治杀人。以白布作大炷安刀斧上，烧令汗出，拭涂之，日三五度，再以青布烧灰酒调服。

唇 上 牙 出

《奇病方》云：有人患唇上生疮，久则疮口出齿牙于上唇者，乃七情忧郁，火动生齿故也。方用柴胡、白芍、当

归、生地各三钱，黄芩一钱，天花粉二钱，白果十枚，水
煎服；外用冰片一分，僵蚕一钱，黄柏炒三钱，为末掺之，
齿自消也。

牙 长 出 口

张鸡峰《备急良方》云：有人患牙齿日长，出口难食，
名髓溢病。用白术煎汤漱服即愈。

失 惊 舌 出

王明清余话云：王贶，字子亨，本士人，为南京宋毅
叔婿。毅叔医名擅南北，贶初传其学未精，簿游京师，甚
凄然，会盐法有变，有大贾观偈示，失惊咋舌，遂不能复
入，经旬遂不食下咽，尪羸日甚。国医不能疗，其家忧惧，
榜于市曰：有治之者，当以千万为谢。贶利其所售之厚，始
往应其求，既见贾之状，忽发笑不能止，心以未易措手也。
其家人怪而诘之，贶诊为大言笑之曰：所笑辇毂之大如此，
乃无人治此小疾耳。语主人家曰：试取针经来。贶漫检之，
偶有与其疾似是者。贶曰：尔家当勒状与我，万一不治，则
勿忧我，我当为针之，可立效。主病者不得已，亦从之。即
针舌之底，抽针之际，其人若委顿状，顷刻舌遂伸缩如平
时矣。其家大喜，谢之如约，又为之延誉。是时翕然名动
京师，家既小康，始得尽心肘后之书，卒有闻于世，事之
偶然有如此者。贶后以医得幸，宣和中为朝请大夫，著
《全生指迷论》，医者多用之。

甄立言治一妇，正产之时，收生妇以温水进之，误用

鹿角脂,女子涂鬓发也,因哇而舌出,产后数日不能收,医药屡不应。甄以朱砂涂其舌,仍命作产子状,以两妇人掖之,乃使人潜于壁外,多奉缶器,向危处掷地作声,声闻而舌收矣。

舌 痹 或 麻

人有患舌痹,或麻,此痰气滞于心胞络也。服顺气豁痰汤自愈。

舌 硬 如 铁

《圣惠方》云:有人忽舌硬如铁,血出不止。用木贼煎水,漱之即愈。

舌 胀 出 口

《医说》云:一人中仙茅毒,舌胀出口,渐大与肩齐,即以小刀劈之,随破随合,劈之百数,始有血一点,曰可救矣。煮大黄、朴硝与服,以药掺之应时消缩。此皆火盛,性淫之人,过服之害也。

舌 肿 满 口

戴人治南邻朱老翁,年六十余岁,身热数日不已,舌根肿起,舌尖亦肿,肿至满口,比原舌大三倍。一外科以燔针刺其舌两旁下廉泉穴,病势转凶。戴人曰:血实者宜决之,以排针磨令锋极尖,轻砭之,日砭八九次,出血约二三盏,如是者三次,渐觉血少,病减肿消。夫舌者,心之外候也，心主血，故血出则愈。又诸痛痒疮，皆属于心火，燔针艾火，皆失此义也。薛新甫云：凡舌肿胀甚，宜先刺舌尖，或舌上或边旁出血，泄毒以救其急，惟舌下廉泉穴，此属肾经，虽当出血，亦当禁针，慎之！

舌 缩 入 喉

《奇病方》云：人有患舌缩入喉咙，乃寒气结于胸腹之故。急用附子、肉桂、干姜各一钱，白术五钱，人参三钱，服之则舌自舒矣。

舌 上 出 血

《良方》云：一人无故舌上出血，仍有小窍。医者不晓何疾，偶曰：此名舌衄。炒槐花为末，掺之而愈。

舌 断 寸 许

薛己治一小儿，舌断半寸许。敷洪宝丹，服四物汤加柴胡，痛定血止，次服四君子汤加柴胡、山栀，月余而舌自完。

咽 喉 生 肉

夏子益《奇疾方》云：有人患咽喉生肉一块，层层相叠，渐渐肿起不痛，日久有窍出臭气，废饮食。用臭橘叶煎汤，连服而愈。

咽幻胁痞

《纲目》云：有人患饮食食下，若别有咽喉，斜过膈下，经达在胁而作痞闷，以手按之则沥沥有声，以控涎丹十粒服之，少时闷处热作，一声转泻，下痰饮数升，则饮食正下达胃矣。

心孔独汗

一人别处无汗，独心孔一片有汗，思虑多则汗亦多，病在用心，名曰心汗。宜养心血，以艾煎汤，调茯神末治之。

寅时发吐

丹溪治一妇，孕三月吐痰水并饮食，每日寅卯时作，作时觉少腹有气冲上，然后膈痛而吐，面赤微躁，头眩卧不能起，肢痛微渴，盖肝火挟冲脉之火冲上也。一日甚，二日轻，脉和右手寸高，药不效者将两月余。用沉香磨水化抱龙丸，一服，膈宽，气不上冲，二三服吐止，眩减而安。

胀鸣如鼓

主簿陈子直妻有异疾，每腹胀则腹中有声如击鼓，远达于外，闻者疑似作乐，腹胀消则鼓声亦止。一月一作，经数十医皆莫能明其疾。

脐中出血

有人脐中不痛不痒，忽出血不止，此亦奇疾也。方用六味汤加骨碎补一钱，饮之即愈。盖脐是肾经之位，而出血即是肾火之外越也，六味汤滋其水则火自熄焰矣。骨碎补专能止窍，故加入相宜耳。

筋 脉 钓 痛

武林周南溪，年三十余，体壮畏热。因避暑西湖，日坐阴湿之处，又常食瓜果等物。至仲秋两腿筋脉钓痛，数日后牵钓至两臀。又数日手指一动，即周身筋脉钓痛而绝。治用去风利湿之剂，一无取效，病在至危。予视其脉，皆弦急。盖诸弦为饮，急为寒，又痰入筋骨，则牵引钓痛。此证由寒湿生痰，而流入筋脉故也。以半夏、茯苓各三钱，白芥子二钱，陈皮、木瓜各一钱五分，甘草、干姜各一钱，生姜三片。送妙应丸，梧桐子大者七丸。服后半小时许，手指可动。又服之，手足即不牵钓。改用六君子汤，调理半月，而精神乃复。

一 点 剧 痛

《袖珍方》云：有人患背腿一点痛，不可忍者，此痰血也。芫花根为末，米醋调敷之。如不住，以帛束之。妇人产后尤多。

三 痛 更 作

王节斋治一妇，始言头痛，头痛已又心痛作，心痛已又目睛痛，相去无瞬息。每头痛甚，欲大石压之，心痛作则以十指抓壁，血流满掌，痛定目复痛，又以两手自剜取之。如是十日，众医莫措，进黑龙丹半粒，痰少减，中夜再服之，即闭目，寝如平昔，至半旦下一行，约之升许，如蝗虫子。三疾皆减半，已刻又行则顿愈矣。

小 肠 经 痛

朱丹溪治一男子忽患背胛缝有一线痛，上肩跨至胸前侧胁而止。其病昼夜不歇，痛不可忍。脉弦而数，重取豁大，左大于右。夫背胛小肠经也，此必思虑伤心，心脏未病而小肠先病，故从背胛起。又虑不能决又归之于胆，故痛至胸胁而止。乃小肠火乘肝木，子来乘母，是为实邪。询之果因谋事不遂所致。用人参四分、木通二分，煎汤吞龙胆丸数服而愈。

刀 割 痒 止

有人遍身发痒，以锥刺之，少已复痒，以刀割之，快甚。少顷又痒甚，以刀割之觉疼，又流血不已；以石灰止之，则血止而痒作。又以刀割之，又流血，又以石灰止之，止之又痒。势必割至体无完肤而后止。方用人参一两，服三剂必痒止痛平。

痒 如 虫 行

汪石山治一人，形长而瘦，色白而脆，年三十余得奇疾，遍身淫淫循行如虫，或从左脚起，渐次而上至头复下于右脚，自觉虫行有声之状。召医诊视，多不识其为何病。汪诊其脉浮小而濡，按之不足，兼察形视色，知其虚证矣。

《伤寒论》云：如身虫行，汗多亡阳也。遂仿此例，而用补中益气汤倍加参芪，以酒炒黄柏五分佐之，服至三十帖遂愈。

肌衄气胀

有人毛窍节次出血不止，忽皮肤如鼓，须臾耳目口鼻被气胀合欲绝，此名脉溢，急用生姜自然汁和水合半盏服即安。

冷块数处

有一妇产后食茶粥二十余碗，一月后身之上下发冰冷数块，人以手指按其冷处即冷从指下上应至心。如是者诸治不效，以八物汤去地黄，加橘红，入姜汁竹沥一酒盅，十服乃痊。

偏肠毒症

江汝洁治一老妇病虚弱气喘，左身半自头面以下至足发热自汗，单衣被不能耐；右身半自头面以下至足厚衣被不能温，如此三年矣，医药不效。江诊其六脉，举之俱微而略弦，按之略洪而无力，二关脉略胜于二寸。《经》曰：微则为虚；又曰：诸弦为饮；又曰：洪为阳为热；又曰：无力为虚。据此则知风邪入脾，表里阴阳气血俱虚之候作也。经曰：治病必求其本，令受风邪乃木来侵土，又风自太阳而入脾，先当以太阳疏泄以固表，次当养脾而涵木，俾脾无贼邪之患则血气渐平，而左热右寒之疾可除也。以石膏、款冬花各三钱，官桂、甘草半之研为细末，以管吹入喉中，浓茶送下三四钱，嗽喘即止。次日用滋补之剂白术二钱半，白芍、香附各一钱半，黄芪、陈皮各一钱，甘草三分。水煎服。后除芍药加人参三钱数服而愈。

石　　　疽

《外台秘要》云：有人患疽如石，状如痤疖而皮厚，名曰"石疽"。以谷子捣敷即愈。

肉痕缠腰

有一人腰间忽长肉痕一条，如带围至脐间，不痛不痒。久之饮食少进，气血枯槁。此乃肾经与带脉不和，又过于从欲，乃得此疾。久则带脉气衰，血亦渐耗，颜色黑暗，虽无大痛，而病实笃也。法当峻补肾水，而兼补带，自然身壮而痕消。灭痕丹每日早晚各服一两，十日后，觉腰轻，再服十日，其肉糁淡，更腰全消。然必须绝欲三月，否则无效。

初生无皮

一儿初生无皮，俱是赤肉，乃因母自怀胎十月楼居，不得地气故也。取儿安泥地卧一宿皮即长，又用米粉干扑之，候生皮乃止。

皮如鱼泡

《急救方》云，一儿初生如鱼泡，又如水晶，碎则流水，用密佗僧极细糁之而愈。

十指挨次肿痛

东垣云：有人患两手十指疼痛，一指疼了一指疼，疼后即肿；骨中痛膝痛，先左膝痛了，然后右膝痛。发时，多则五日，少则三日，昼轻夜重，痛时觉热，行则痛轻，肿反重。注云：先血后气，乃先痛后肿，形伤气也。和血散痛汤主之。

指（趾）溃脱

有人患手足脱下，而人仍不死者，此乃伤寒之时，口渴过饮凉水以救一时之渴，孰知水停腹内，不能一时分消，遂至四肢受病，气血不行，久而手足先烂，手指与脚趾堕落，或脚趾堕落之后，又烂脚板，久之连脚亦堕矣。若有伤寒口渴过饮冷水者，愈后倘手足指出水，急用此方可救指节脚板之堕落也。方用苡仁三两，茯苓二两，肉桂一钱，白术一两，车前子五钱，水煎服，一连十剂，小便大利，而手脚不出水矣。

一指脱甲

有人患指甲尽行脱下，不痛不痒，此乃肾经火虚，又于行房之后，以凉水洗手，遂成此病。方用六味汤加柴胡、白芍、骨碎补治之而愈。

指（趾）生"虾眼"

《千金方》云：有人患肉中忽生点，大者如豆，细者如黍粟，甚者如梅李，有根，痛伤应心，久则四面肿泡，逐脉入脏者死，名曰瘭疽，乃热毒也。以温醋米泔洗净，用胡燕巢土和百日男儿尿傅之。又一种善着十指，状如代指，根深至肌，能坏筋骨，毒气入脏杀人，宜烧铁烙之，或灸百壮，日饮犀角汁即瘥。

指 缝 出 虫

奇病方云：有人指缝流血不止，有虫如蜉蝣之小钻出，此症乃湿热生虫也。然何故而能生虫耶？盖湿热而更感风邪。实际属蝇蛆症之类，由于皮肤破损感染寄生而来。此症治疗方用黄芪、熟地、苡仁各五钱，当归、白芍、茯苓、白术各三钱，人参、柴胡、荆芥、川芎各一钱，水煎服，四剂而愈。此方全不在杀虫，而但补气血，佐用去湿去风。盖人身气血和，则虫自灭故也。

人 面 疮

《本事方》记载：唐时有一商人，左膊上有疮，生如人面，亦无它苦。商人戏以酒滴口中，其面色赤，以物食之，亦能食，多则膊肉胀起，或不食，则一臂痹焉。有名医教其历试诸药，悉无所苦，进至贝母，其疮乃聚眉闭目。商人喜，因以小苇筒毁其口灌之，数日成痂，遂愈。

忽 生 歧 指

程山孺文见一人忽手生丫枝，痛不可忍。一医用通草为末，以鸡蛋清涂调，即消。

脚 板 红 痛

有人患脚板中色红如火，不可落地，又非痰毒，终岁经年不愈。此病因用热药立而行房，火聚脚心而不散，故经久不肯愈也。法当用内药消之，若作外治，必先烂去脚板，煎服祛火丹，十剂自消，二十剂痊愈。然须忌房事三月，否则必发，发则死矣，慎之哉。

歧 趾 剧 痛

有人脚板下忽生一趾，痛不可忍，乃湿热之气结成。用消指散，以刀轻刺出血，刺在生出趾上，即时出水，敷在血流之处，随出随掺，以血尽为度，至三日可不流水矣，而痛亦少止，再以化水汤煎服，四剂，可痊愈。而指尽化为水矣。外用生肌散敷之，加膏药掩之即愈。

牛 程 蹇

《邓氏笔峰方》云：有人患脚底木硬似牛皮。用生姜汁化开，调南星末涂上，烘物熨上。

牛程蹇生脚底板，起硬块，色黄，不能着地。治疗用新砖烧红，韭菜汁泼之，将病足踏其上，烫之。

毛孔标血

有人足上无故忽毛孔标血如一线者，流而不止即死。急以米醋三升，煮滚热，以两足浸之，即止血，后用人参一两、当归三两煎，穿山甲一片火炙为末调饮，即不再发。此症乃酒色不禁，恣意纵欲所致，当速治之。

四肢欲沸烫

一儒者，虽盛暑，喜燃火，四肢常欲沸汤渍之，面赤吐痰，一似实火，吐甚宿食俰出，惟食椒姜等方快。薛曰：食入反出，乃脾胃虚寒，用八味丸、十全大补丸加炮姜渐愈，不月平复。

茎 头 肿 大

一人茎头肿大如升，明亮如水泡，一医作湿痰流下，以二陈加升麻、青黛、牡蛎，二剂而愈。

阴 冷 入 腹

《千金方》云：有人阴冷，渐渐冷气入阴囊，肿满欲死，日夜痛闷不得眠，生椒择之洗净，以布帛着丸囊，令厚半寸许，须臾，热气大通，再与之，取出瘥。又《本事方》许学士云：曾有人阴冷，冷气入阴囊，肿满而痛，昼夜不得眠，煮大蓟汁服之而痊。

前 阴 异 腥

李东垣治一富者，前阴间常闻臊腥臭，又因连日饮酒，腹中不和，求东垣治之，曰：夫前阴者，足厥阴之脉络，阴气出其挺末。臭者，心之所主，散入于五方为臭，入肝为臊臭，此其一也，当于肝中泻行间，是治其本，后于心经泻少冲，以治其标，如恶针，当用药治之，治法当求其本，连日饮酒，夫酒者，气味俱能生湿热，合于下焦为邪。故经云：下焦如渎。又云："在下因而竭之"，酒者是湿热之水，亦宜决前阴以去之，是合二焦下法治之，龙胆泻肝汤是也。

阴 吹 有 声

一人膀胱气下堕如蛙声，臭橘核炒十枚，桃仁二十枚，萝卜汁下保和丸七十丸。

张仲景云：有妇人阴吹，阴户中喧搏闻声，为胃气下泄，谷气实使然，用猪膏发煎导之，猪膏半斤，乱发鸡子大者三枚和煎，发消药成矣，分再服，病从小便出也。

立 癃 卧 淋

唐与正治吴巡检，病不得溲，卧则少通，立则不能点滴，遍用通药不效。唐问其平日自制黑锡丹常服，因悟曰：此必结砂时，硫飞去，铅不死，铅入膀胱，卧则偏重，尤可溲；立则止塞水道，故不通。取金液丹（石硫黄）300 粒，分 10 服，瞿麦汤下，铅得硫则化，水道自通。

嗜 酒 交 肠

一妇年五十，嗜酒，痛饮不醉，忽糟粕出前窍，脉沉涩。与四物汤加海金砂、木香、槟榔、木通、桃仁，八剂而安。

虫 蚀 肛 烂

《肘后方》云：有人患虫蚀肛烂症，重则五脏溃烂致死。此症用猪脂和马蹄灰、鸡子白，调涂。日数次，其毒即能拔出而愈。

嗜　　酒

镇阳有士人嗜酒，日尝数斗，至午夜饮兴一发，则不可遏，一夕大醉，呕出一物如舌，视无痕窍，至欲饮时，眼偏其上，直然而起，家人沃之以酒立尽，至常日所饮之数而止，士人由是恶酒。

一人自幼好酒，片时无酒，叫呼不绝，全不饮食，日渐羸瘦。或执其手缚柱上，将酒与看而不与饮，即吐一物如猪肝入酒内，其人自此遂恶酒。

嗜　　油

有人饮油至五斤方快，不尔则病。此是发入于胃，气血裹之，化为虫也。雄黄半两为末，水调服之，虫自出。

杨氏经验方云：益昌伶人刘清啸一娼，名曰花翠，年及逾笄，好食生米，惠民局监赵尹，用苍术米泔水浸一宿，剉焙为末，蒸饼和丸梧子大，每服五十丸，食前米饮汤下，日二服。两旬而愈。此症因食生熟物留滞肠胃，遂至生虫，久则好食生米，否则终日不乐，至憔悴萎黄，不思饮食，以害其生。

嗜 肉 腹 痛

孙东宿治叶润齐年四十，心膈嘈杂，好啖肉，一日不能缺，缺即身浮力倦，神魂无措，必急得肉乃已，见则大嚼，及入腹，腹又大痛，痛极则吐酸水稠涎，然后定，稍定又思肉啖也，其痛苦之态叫喊之难状，见之酸鼻。或有谕之曰：古云与其好肉而受痛热，若绝肉，以无楚也，久病脾虚，肉又难化，故使作痛，此妇人好且知，汝丈夫，不慎何哉？润曰：何吾岂不知绝肉之为愈也，盖痛虽苦，尚能嗽，若嘈杂，则遍身淫淫苏苏，左右无可奈何，手足无所把捉，顷刻不能自存，有近于死不能嗽，急需食肉少醒，吾岂纵口求痛哉？不得已也。孙诊其脉，大小不等，观其色，唇红，脸黄。孙曰：据色脉，乃虫证，非祟也，予能殛之。先与雄黄丸一服，不瘳，改用腻粉五分，使君子一钱为末，用鸡子打饼，五更空心饲之，辰刻下长虫十条，内有二大者，长尺有咫，自首贯尾皆红。下午又下小虫百余，自此再不喜肉，而嘈杂良愈。

食 肉 战 慄

当湖汪希生内政，中年时每食猪肉即身体战慄，屡易医不效，后因他病服逍遥散数剂，旧患亦愈。汪时在燕京蒋和国家，予过之，言及此证，并问其故，予曰：《素问》云："诸禁鼓慄，皆属于火"，证由食猪肉战慄，此肝胆素有郁热故也，因食发风动气之味，徒引动其病，而不能力开其郁，故每食即发，逍遥散乃开郁散火之剂，所以偶服得愈。

嗜 蟹 龈 肿

汪丞相微之祁门人，平时好食动风物，性尤食蟹或作蟹包签恣啖之，一日得风热之疾，齿间壅出一肉渐大胀塞，口不能闭，水浆不入，痛楚待尽。偶而有一道人言能治此疾，丞相命医之，不日而愈。其法用生地黄汁一碗，猪牙皂角数挺，火上炙令热，蘸生地汁令尽，末之，敷壅肉上，随即消缩。

嗜 食 茶 果

一妇，年三十余，忽不进食，日饮清茶水果三年余矣。薛为脾气郁结，用归脾汤加吴茱萸四剂，遂饮食如常；若人脾胃虚而不饮食，当以四神丸治之。

嗜 食 灯 花

明宗室富顺王一孙，嗜灯花，但闻其气即哭索不已。时珍诊之曰：此癖也。以杀虫治癖之药丸，服一料而愈。

嗜 食 污 泥

玉田隐者云：一女子忽嗜河中污泥，每日数碗方快，有一医用壁间败土，调水饮之遂愈。丹溪云：吃泥，胃气热也。用黄芩、白术、茯苓、软石膏煎服。

喜 笑 不 休

一妇喜笑不休半年矣。诸医治之术穷。张曰：此易治耳。以食盐三两，成块烧令通红，放冷研细，以河水一大碗煎三五沸，温分三服。须臾探吐，出痰半升，次服大剂黄连解毒汤，不数日而笑止。

闻 雷 昏 厥

杨起《简便方》云：一小儿七岁，闻雷即昏倒，不知人事。此气怯也。以人参、当归、麦冬各二两，五味子五钱，水一斗，煎汁五升，再水一斗，煎滓取汁二升，烧成膏。每服三大匙，白汤化下，服尽一斤，自后闻雷自若矣。

三 年 盗 汗

壬申状元秦涧泉三年盗汗，每寤衣被俱湿，饮食起居如常，经数十医不效。时予在都，因来就视。予诊之，六脉如丝，却悠扬无病，惟肝脉中取弦实，予曰：公之脉，六阴脉也，脉无他异，惟左关弦耳，此肝胆有火。仲景云：盗汗在半表半里，胆有热也，用小柴胡汤加当归、生地、丹皮、经霜桑叶，不数剂而痊。

青 春 欲 火

一小儿年十四岁而近女色，发热吐痰，至有室两目羞明，头觉胀大，仍不断欲，头渐大，囟门忽开。用地黄丸、益气汤之类，断色欲年余而愈。

惊 叫 犹 死

王日新《小儿方》云：有小儿患惊风，大叫一声犹死者，名老鸦惊，以散麻缠住，胁下及手足心以灯火爆之，用老鸦蒜苗晒干，车前子等分为末，水调贴手心，仍以灯心粹手足心及肩膊、眉心、鼻心即醒也。

（《奇症汇》）

徐 锦

《奇病录》选录

徐锦，字澹安，清嘉庆年间医家

人 生 卵

洪兰坡夫人，年四十余，得砂石淋症，频发频止。其发也，呼号痛苦，昼夜不辍。其止若无病然。然延医数辈，总不越大补阴、补阴益气以及通关丸。药既久，参亦多。忽大痛几殆，下一石块，圆如鹅卵，扪之有棱，坚如石，击之不碎，斯已奇矣。逾两日，复下一块，宛如前状，从此精神委顿，淹淹致脱。予思《纲目》本有淋石，状如小石块，患淋人溺中所出，磨汁服可治石淋、噎症，然未闻有如许之圆而大也。癥瘕之积，气血凝结而成，何奇不有？推之牛之有黄，狗之有宝，马之有墨，鹿之有玉，兽之有鲊，答人以为宝，皆物之病也。

血 鳖 崩

邻友击霜沅之室，久患崩漏，百治无效，延及数年。忽从口中吐出一鳖，大如象棋子，置之水中，游漾如鱼，详细察之，口鼻俱备。自此，崩漏遂愈。

无 病 斑

斑之为病，鲜血者吉，黑则九死一生，并忌稠密成片，至于蚊迹假斑，全乎阴症，类用温剂，或久病则须补托。乃有就诊轻感，并无寒热，而其人之身肢烂然青紫，俨然玳瑁。询之毫无所苦，其人骇而就医，医亦莫如其所从来，但委之天时疬气。然使疬气所发，症必危笃，亦必传染，岂能如此相安无事？想其营分素虚，风温之毒乘之欤！

羊 毛 瘟

岳公寿渊，山右人也。任吾苏中衡时，曾言其年方壮，当京城提塘病笃，诸医束手，举家环守，无可奈何。忽有挑煤者见之，则云此为羊毛瘟，非药可治，惟针挑可活，因取所带大针当心一刺，挑去羊毛，长有尺余，渐次动作，未经服药，旋即霍然。子好方书，曾见此症否？予曰：《金鉴》载有羊毛疔，其症寒热，状类伤寒，但前后心有红点，又如疹形，其斑点紫色兼黑者为老，淡红为嫩。治法将衣针挑出如羊毛状，前后心共挑数处，用黑豆、荞麦研粉涂之，即时汗出愈。予阅历以来，未能亲见。殆西北多而东南则绝少欤！

珊按：《松岚说疫》载羊毛挣大略同。

浑 身 虱 阵

狄晚翠老人，予诗友也。居近墙东，暇辄过从清谈，娓娓令人忘倦。尝谓予曰：乐天与元微之诗云，绿杨分作两家春，吾与君当各镌一图章何如？曾记其目睹治浑身虱阵怪病，其人酬五百金而必求其方，盖以棉纸作卷浸透桐油，蘸雄黄、银朱末烧烟，遍身薰之，其应如响。予曰：昔李濒湖治阴毛生虱，用银杏擦之，或银朱薰之，皆愈。夏子益治虱出怪病，但将盐醋调和煮汤饮之，十日愈。未审治之果验否也？

三 年 不 寐

松江何淡安，世精医术，轻财任侠，斗鸡搏鞠，丝竹声伎，极一时之盛。如东坡序庞安常，壮年豪性，灵机活泼，刀圭甫进，沉疴立起，是以名藉东南，屦满户外，惜发背以殁，仅得中寿。曾记伊徒述其昔年有吕四刘姓，以三千金聘至，为其母治一不寐症，历治三载，诸医技穷。伊至疏方，不出古人范围，遂于进诊之暇，缕谈他事。侍婢送茶，先生见之问曰：太夫人素服之茶若此欤？曰：数十年于兹矣。先生曰：吾得之矣，病即在是，若能断茶饮，何用药为？盖茗性微寒，味苦甘，多服令人不寐，本草载之。况啜浓茗多年，能不病乎？如其教止饮，后竟得寐。非触境颖悟，其能若是乎？

冷 热 气

凌湖孔氏，浙之望族。一日舟泊胥江，折柬相招，乃清河观察之侄妇也，不能起坐，所示病原，多年旧恙，更医无算，寒热频仍，肌肉消瘦，天癸渐少，气怯升逆，食少无味，夜不得寐，心悸忪，脉息细小，损怯之形如绘。所最异者，气之升降分左右，左升者冷，右升者热；投温剂则右热渐退而左冷更剧，投补纳则胀不能堪，或进逍遥则汗多眩晕，医告技穷，病情如故。予寻思久之而笑曰：是从何处觅此怪症而来，难我辈耶！吾亦不知，更询明者。主人固请曰：如君言远道跋涉，不几虚此一行乎！愿试思之，以剖疑团。病之治否，命也。予应曰：此症寒既非真，热亦是假。经曰：左右者，阴阳之道路。今阴阳两偏，营卫失其常度，所得之由，必从郁始。盖郁久痰生，气机窒塞，格碍补剂，职此之由。询之果因丧子致病，宜先治其痰，开其郁，再投养阴疏肝之剂，滋阴而不腻，化痰而不峻者，宜常服之。先令服指迷茯苓丸。三日后，寒热稍缓，嘱其续进一月，佐以煎剂而返。复经三月，病者之母就诊来吴，言前者病情悉退，已强饭矣。噫！《丹溪心法》六郁特详，隐君论痰怪症百出，病机真变幻不测哉！

爱 闻 臭

长邑尊张公，桐城相国裔也。引疾旋里，伏游林下数年。然六旬乏嗣，姬妾虽蓄，艰于一索，嘱其同里马钦堂致书于予，问其怪病焉。病何怪？爱闻屎，近之则身心有主，离之则神魂宕漾，茫无把握，有欲脱之意。予闻而叹曰：海畔有逐臭之夫，此特寓言耳！方书未见，漫以心火上炎，喜秽浊以降之之说裁复。殊愧颠顶，后于阿节相署，晤汤清濂，博学多闻，清谈十昼夜忘倦，述及此病，伊笑曰：是服种子春方太多。予曰：何以知之？伊曰：此方名揭被香，服之令人狂荡，心摇无制，须粪清解之。其喜闻也，固宜。

珊按：《苏府志》载叶香岩治一富室新娶妇，病如呆，命于空室掘地作池，贮不洁其中，复板，令病人移卧其上，俄而呻吟，达旦移还内室，神清气爽。或问故？曰：香闭耳，臭可避香。

寐 能 溺

回忆曩时于恭寿堂中，乐数晨夕，忽忽三十余年矣。一日吾师酒酣耳热，抵掌而谈曰：昨有浙之富姓，厚币致书，询其子之病原，年逾弱冠，熟寐方溺，醒则不能，余无他苦，百治无效，但求详示病情，不求所以治之之法。予曰：是特遗溺耳！吾师掉首曰：遗溺则醒亦能溺也。予曰：得无寐则卫气行于阳，寐则卫气行于阴之故欤？曰：是卫气之流行，与溺无涉也。乃告之曰：是不难。吾以肺之开阖答之，盖水出高原，寐则肺叶开张，醒则肺叶收敛，是其人之肺气素虚，以致治节不行，开阖失司，失其通调水道、下输膀胱之义耳。乃服膺吾师识见高卓，非凡陋所能测也。

灸 鬼 哭 穴

鲁恒隆染坊，有女患厥病三载，医巫祈祷，杂治罔效。始也时尚浅，继则动辄经日。每至厥时，见皂衣人持帖，无姓氏，延至一处，宫殿巍峨，有夫人者留为侍女，彼坚不肯，仍遣送归。逾数日仍如前状。虽病而形神不改。其家疑祟凭，诉之城隍，亦无影响。所最异者，病者在床，医者在堂，方甫立，病人已言某药苦，某药秽，吾不服也。后竟厥两日，仅存一息。一日薄暮，邀次儿往视，商之于予，乃谓之曰：此症既非药石能为，又非符水可治，方书有鬼哭穴，何不灸之！因此着艾指间，三壮未毕，狂哭曰：吾去矣，自此杳然不来。

胁 痛 猝 死

九圣巷顾姓，年二十余，猝然胁痛，未及半日死，不及治疗，莫明其故。自嘉庆甲子冬温春寒，此症盛行，多则十余日，少者五七日，未有若是之骤者，是必娇脏受伤，肺气绝也。至今指不胜屈，间有不死者，右寸脉大，或咳，或身热，伏邪稍有出路之故欤！

战 汗 盈 石

《伤寒论》桂枝汤云：覆取微似汗，不可如水淋漓。诚以过汗恐伤阴气，而独不可例温热病之战汗。盖邪正交争，即《易》元黄交战之义，然亦不过湿透衣被而已。忆予昔年治一蒋姓，年四十余，温热郁伏，神识昏迷，诸热象俱见，方用石膏成两，连进四剂不解，劝饮凉水，迟疑不决，已三候矣。陡然痉厥，家人哭而移之中堂。予至，诊其脉全伏，目窜厥逆，惟心口尚温。遂告之曰：热毒直入心胞，如火燎原，不可扑灭，非假天一之精，何以济燃眉之急？盍引水以救之？病家强以新汲水灌之，始而不受，既而喉间汩然有声，目窜者垂下，手亦微动，嘱其少少与之，以观动静。抵暮又往，见水溢于地，怪其汲器倾翻。病家曰：非也，适才别后，频频灌之。神识渐清，但不能言耳。约前后饮水盈石，津津汗液，周身皆遍，三万六千毛窍，无处非汗，无处非水，而燎原者扑灭矣。遂调理旬余而痊。

乐　　死

凡人忧悉困苦，或暴怒伤肝，每有猝然之变。古云：其乐忘死，未有乐而死者。予诊某姓妇，年五旬余，素喜艺兰，藏之密室，值严寒，意其必萎，春初启视，叶叶青葱，一笑而仆，神识昏迷，三日而逝。非梦兰吉兆，而为当门见锄之讦也。嘻！亦异矣。及门陈星门述伊邻妇掷色全彩，一笑而亡。因思《内经》云喜伤心，故中心脏者多以笑死，然未有如是之速者。右军曰：吾当以乐死。释氏云：乐为苦根，可见喜怒哀乐，自有其节，不惟怒哀不可过，即喜乐亦不可过也。

发　　血

春色撩人，十分愁绪，邱云坡家东屏，鼓棹相招，作西山之游。一湖春水，夹岸桃花。予以他事阻，不果往。仙源自在人境，人自无此清福耳。怅惘久之。越数日，东屏书来，以奇症见质。有某姓妇，产后月余，素有鼻衄，今发根溢血，色紫浓厚，群医以为大衄。因思九窍出血谓大衄，又谓血溢；汗孔出血谓之肌衄，又谓脉溢。今血只见发根，非此例也。夫督脉行身之背，上至巅顶，血从发溢，仍属鼻衄之类。仿丹溪大补阴丸加洋参、大生地、人中黄、阿胶、天冬、麦冬、血余、蒲黄、牛膝、丹皮、旱莲、女贞等味为丸，服尽而愈。后检《医说》载一人，于耳后发际瘙痒，有一小窍出血，遇一道人，言此名发泉，但用多年粪桶箍，晒干烧灰敷之，如法用之而愈。今发根溢血，不独发际，且书中亦未载明有小窍，然发泉之名于此颇合。设更用此，取效当更速也。

嗽　吃　醋

邻人血鳖成崩，事已奇矣。讵意奇症萃于一人，鳖去崩止，向愈年余，复患咳嗽，嗽甚则呕，不受汤水，面目浮肿。医以风治、痰治、热治，迄无一效，势危矣！向白莲泾华祖求方，方则酽醋一味，煎服。病者不敢试，医家不敢赞，然舍此亦难为力矣。因思经云：肺苦气上逆，急食酸以收之，殆此意欤！小试之则小效，尽服之竟止。又张莳塘云：伯父竹中先生患痢月余，日数行，唯能食，腹不痛，诸药罔效。因祷于华祖，用陈醋大蒜一枚，捣服，试之少瘥，转方用醋煮鸡子一枚。查《纲目》本有此方，服之立验。又云：一人病反胃年余，叶香岩教以煮猪脂极烂，蘸醋食之，数日愈。考《说文》，醋酨也。《玉篇》酸也。《急就篇》酸咸酢淡辨浊清，仙家日为华池左味。仲圣有苦酒汤，效甚神。世多以食品忽之，惜哉！

耳　中　语

松江郡尊雯谷孔公阙里，圣裔也，因病寓苏。公素善导引，就诊时常聆其绪论曰：吾昔病聋三载，服药罔效，后得丁公枕方，如法枕之，未及两月，与客晤言，忽然声从耳出，若不出诸于口，骇甚！因问客曰：君听吾耳中语耶？

客笑曰：如耳能语，七窍俱善谈矣。始悟闭及而通，俨似山鸣谷应，然从此耳病遂瘳。观定命论袁天罡，以李峤息从耳出谓龟息，必得大贵寿。今孔公偶尔如是，事无甚奇，而方则甚效，录之以广其传。

丁公仙枕方　丁公名其泰，康熙武进士，官至总公，七十无子，须发皓然，遇异人授此方。两年，须发如漆，连生四子，年至八旬，尚能开十力弓，真奇方也。后人用之多效，方用整槐木作枕，枕上钻孔一百二十个，如梧子大，枕分七行，中间一行钻十八孔，余俱十七孔，枕中作抽屉，将药末装绢袋，放抽屉内，枕至一百日，诸病皆除，体健身轻。药味久则无力须三日一换。枕长一尺六寸，用中八寸排匀钻孔。

川乌　白芷　菊花　附子　吴萸　苁蓉　生草　牙皂
白芍　荆芥　柏仁　杜仲　藁本　归身　细辛　乌药
姜黄　川椒　蔓荆　藜芦　桔梗　芜荑　辛夷防风　白术
制半夏　各药一两三钱，治末，盛囊，入屉枕之。

（《奇病录》）

陈梦雷

《古今图书集成医部全录·怪病》选录

陈梦雷，字则霞，又字省斋，清代编辑家

痒 入 骨 髓

一人田间收稻，忽然遍身瘙痒入骨髓。此痰气也。用食盐九钱，泡汤三碗，每进一碗，探而吐之，三碗三探，再不痒矣。

皮 底 浪 声

一人遍身皮底混混如波浪声，痒不可忍，抓之出血，不能解，谓之气奔。以人参、苦杖（即"虎杖"）、青盐、细辛各一两，作一服。水二碗，煎十数沸，去渣饮尽便愈。

遍 体 肉 刺

一人遍身忽然肉出如锥，既痒且痛，不能饮食。此名血拥，若不速治，溃而脓出。以赤皮葱烧灰淋洗，吃豉汤数盏，自安。

指 断 筋 连

一人手十指节断坏，惟有筋连，无节肉，虫出如灯心，长数尺余，遍身绿毛，名曰血余。以茯苓胡连煎汤饮之，愈。

指 痛 脱 落

有人手指节间痛不可忍，渐至断落，以蓖麻子去壳二两，碎者不用，黄连四两，贮瓶内，水二升浸之，春夏三日，秋冬五日，每早面东以此水吞下蓖麻子一粒，渐加至四五粒。微泻无害，忌食动风物，屡验。

三 阴 交 出 血

一妇三阴交无故血出如射，将绝，以指按其窍，缚以布条，昏倒不知人。以人参一两煎汤灌之。

肢 坚 如 石

一人寒热不止，月经后四肢坚如石，以物击之，一似钟磬声，日渐瘦恶，用茱萸、木香等分，煎汤饮，即愈。

玉 茎 肿 长

一少年玉茎挺长，肿而萎，皮塌常润，磨股难行，两腿气冲上，手足倦弱。先以小柴胡加黄连，大剂行其湿热，少加黄柏降其逆上之气，肿渐消。茎中硬块未尽，以青皮为君，佐以散风之药为末服。外以丝瓜汁调五倍子敷之，愈。

阴 户 石 瘕

一妇产后，因子死，经断不行半年，一日小腹忽痛，阴户内有物如石硬塞之，而痛不禁。群医不识，青林曰：此石瘕也。用四物加桃仁、大黄、三棱、槟榔、延胡索、附子、泽泻、血竭为汤，二剂而愈。

水 道 肉 线

一妇产后，水道中出肉线一条，长尺余，动之则痛欲绝。先服失笑散数付，次以带皮姜三斤研烂，入清油二斤，煎干为度，用绢兜起肉线，屈曲于水道边，以煎姜熏之，冷则熨之，一日夜缩其大半，二日则尽。又再服失笑散，芎归汤调理，如肉线断，不可治。

恐 后 胆 衡

一产妇因事大恐而病，病虽愈，惟目张不闭。人皆不能晓，问于钱仲阳，曰："病名胆衡，煮郁李仁酒饮之，使醉即愈。所以然者，目系内连肝胆，恐则气结，胆衡不下，郁李仁可去结，随酒入胆，结于胆下，目则能闭矣"。如其言而效。

（《古今图书集成·医部全录·怪病》）

孙震元

《疡科会粹·怪病》选录

孙震元，清代医家

樱　珠　疮

《集成》状如樱桃，赤肉弩出者，绿矾煅为末，香油调敷。疮头弩出长寸许者，硫磺末敷之。治人项上生疮如樱桃，有五色，疮破项皮即断。逐日饮牛乳自消。

目　珠　下　垂

又方：治眼珠垂下至鼻，如黑角色，痛不可忍，或时时大便血出，其名曰肝胀。用羌活煎汁服数盏自愈。

眉　动　目　盲

眉毛动摇，目不能视，交睫唤之不应，但能饮食，有终日不觉者。治用蒜三两，取汁，酒调下。

眼　白　浑　黑

眼内白眦瞳人浑黑，见物依旧，毛发直如铁条，虽能饮食，不语如醉，名曰血渍。用五灵脂为末，每二钱，温酒调服，自愈。

鼻 中 毛 出

鼻中毛出，昼夜长五寸，渐粗圆，如绳，痛不可忍。虽忍痛摘一茎，即后更生。此因食猪羊血过多。用乳香、硇砂各一两，为末，空心临卧水下十丸，自然退落。

脑 疳 鼻 痒

《圣惠方》云：有小儿患脑疳，鼻痒不止，毛发作穗，身体黄瘦。用鲫鱼胆滴鼻中，数日取效。

口 中 肉 球

《心语》有一人口中生肉球，有根线长五寸余。吐球出方可饮食，以手轻捻，痛彻至心。因用疏风降火药每服加麝香五分，仍用麝香散吹之，三日根化而愈。

口 开 不 合

治有病呵欠口不合，乃卒然牙关紧，滴水不能入，以至死者。但用盐梅肉二个，擦之牙关，即开口，既口开后，又口不合者，亦用盐梅肉擦两巨牙即合，此是风证。

脐 温 虫 痒

一人，腹中如铁石，脐中水出，旋复作虫行之状，绕身咂啄，痒痛难忍，扒扫不尽。浓煎苍术汤浴之，以苍术加麝香，水调敷之。

指挛欲断

治人手指挛曲，节间痛不可忍，渐至断落。用蓖麻子去壳二两，碎者不用，黄连四两，贮瓶内，水两升浸之，春夏三日，秋冬五日，每早面东，以此水吞下蓖麻子一粒，渐加至四五粒，微泻无害，忌食动风物，屡效。

金　丝　疮

《集验》：形如线绳，巨细不一，上下至心即死。治法：于疮头截住刺之出血后，嚼浮萍涂之即愈。

《保命集》：治金疮，一名红丝瘤。其状如线或如绳，巨细不等。《经》所谓丹毒是也。但此熛毒不甚广阔。人患此疾，头手有之，下行至心则死。上行亦然。法当于疮头截经而刺之以出血，后嚼浮萍根涂之，立愈。

玉　茎　不　萎

一人玉茎硬不萎，精流无歇，时如针刺，捏之则脆，乃为肾漏。用韭子、破故纸各一两为末，每服三钱，水煎，日三服即止。

（《疡科会粹·怪病》）

顾世澄

《疡医大全·怪病》选录

顾世澄，一名澄，字练江，清代医家

面 肿 视 缩

人忽头面肿如斗大者，看人小如三寸，饮食不思，呻吟如睡，此痰也。用瓜蒂散吐之，而头目之肿消，又吐之而见人如故矣。后用六君子汤水煎服，三剂全愈。

男 子 乳 癖

岐伯天师曰：男子乳房忽然壅肿如妇人之状，扪之疼痛欲死，经年累月治疗不效。乃阳明之毒气结于乳房之间也。然此毒非疮毒，乃痰毒也。若疮毒何能经久，必然外溃。今经年累月，壅肿如故，非痰毒而何？

节 疗 如 蛇

华真君曰：人有手上现蛇形一条，痛不可忍，怪病。服汤药不效，用刀刺之出血如墨汁。外用白芷为末，掺之稍愈。明日又刺血如前，又用白芷末掺之，二次化去其形，先刺头，后刺尾，不可乱刺也。

脚 生 赘 物

　　人有脚肚之上忽长一大肉块，如瘤非瘤，如肉非肉，按之痛欲死，此乃脾经湿气结成此块，而中又带火邪，故手不可按，按而欲死也。法当峻补脾气而分消其湿为是。然而外长怪状，若在内一时消之，恐不易得，当用内外夹攻之法，自然手到病除。内服消湿化怪汤：白术、芡实、薏苡各一两，泽泻五钱，人参、茯苓、白芥子、白矾、萆薢各三钱，牛膝、半夏、陈皮各二钱，水煎服。二剂后，用蚯蚓粪炒一两，黄柏炒五钱，儿茶三钱，水银一钱，冰片、麝香各五分，硼砂一分。共研不见水银为度。将米醋调膏敷患处，一日即消矣。

（《疡医大全·奇病》）

陈士铎

《石室秘录》奇症选录

陈士铎，号远公，清初医家

腿 痛 欲 悬

张仲景曰：人大腿肿痛，坚硬如石，痛苦异常，欲以绳系足，高悬梁上，其疼乃止。放下痛又如砍，腿中大响井声，前肿即移大臀之上，肿如巴斗，不可着席，将布兜之悬挂，其疼乃可，此亦祟气之也。方用生甘草一两，白芍三两，水煎服。盖生甘草专泻毒气，白芍平肝木以止痛也，痛止则肿消，毒出则祟可杜也。

肠 脱 如 蛇

人有粪门内拖出一条，似蛇非蛇，或进或出，便粪之时，又安然无碍，此乃大肠湿热之极，生此怪物，长于直肠之间，非蛇也，乃肉也，但伸缩如意，有似乎蛇。法当内用汤药，外用点药，自然消化矣。内用当归一两，白芍一两，枳壳一钱，槟榔一钱，萝卜子三钱，地榆五钱，大黄一钱，水煎，饭前服之。二剂后，外用冰片点之。先用木耳一两，煎汤洗之，洗后将冰片一分，研末而扫，扫尽即缩进而愈，神验。

嗜 食 木 炭

一患癫痫病人，经年累月不愈，除发作时昏倒抽搐之外，有一个喜吃炭的癖病。其吃炭如吃饴一样甜。分析认为炭为火性，心主火，同气相求，说明其病在心，痰迷心窍。治用豁痰镇心之法。人参二两，南星三钱，鬼箭三钱，半夏二钱，附子一钱，肉桂一钱，柴胡三钱，白芍三钱，菖蒲二钱，丹砂末三钱。水煎分两碗（丹砂各一半），如病人不肯吃，药内加入炭诱之，或令服药后吃炭，催灌也可，其怒而服药，平肝泻火，无妨。

（《石室秘录·奇治》）

魏玉璜

《续名医类案》奇症选录

魏玉璜（1722～1772），名之琇，号柳洲，清代医家

诸 窍 气 坌

吴桥治吕廷充，年二十五，得奇症，作则众窍气坌出，瞑而垂绝，家人为之闭口鼻，塞两耳，掘小溲，抵大溲，乃稍回，气蒸蒸出毛孔中，良久始定。迎桥治，桥曰：病得之内而受惊，阴阳两脱，桥不能往，第以大温补剂投之，持方药归，三月而愈。

产 后 交 肠

张路玉治詹石匠妻产后五六日，恶露不行，腹胀喘满，大便从前阴而出，省其故，平日酷嗜烟酒，所产之儿，身软无骨，因而惊骇，遂患此症。以芎归汤加莪术、肉桂，炒黑山楂，一服恶露通，而二便如常。

泻 物 如 油

广陵有田妇患泄泻，下恶如油，邻童以纸捻蘸，捻与油无异，医不能疗。孙滋九先生闻而往视，令买补中益气

汤10剂，天王补心丹4两，以煎剂下丸，服讫而愈。众医问之曰，人惊恐则气下，大肠胀损所致。此妇必受惊后得此疾也。问之果为作于场，见幼子匍匐赴火，惊而急救得免，遂得此疾。此方书所未载。

小 儿 相 思

薛东明治王生子，周岁，忽不乳食，肌肉消尽，医疑为疳，薛曰：此相思证也。众医皆嗤笑之。薛命取平时玩弄之物，悉陈于前，有小木鱼，儿一见遂笑，疾遂已。

（《续名医类案》）

张　璐

《张氏医通》奇症选录

张璐（1617～1699），字璐玉，号石顽，清初医家

定 时 呕 吐

周慎斋治一人，饮食如常，每遇子时即吐，大便秘。询其人必有苦虑忧思，脾气郁结，故幽门不通。宜扶脾开窍为主，用人参、白术，以苍术拌炒茯苓，各一钱，炙甘草五分，附子煮乌药三分，水煎服。

走 窜 疼 痛

虞恒德治一妇，因多食青梅得痰疾。日间胸膈痛如刀锥，至晚胸痛止而膝髀大痛。此痰饮随气升降故也。服丁、沉、姜、桂、乌、附诸药皆不效，乃以莱菔子研汁与半碗，吐痰半升。至夜痛尤甚而厥，以引动其猖狂之势耳。次日用参芦一两，逆流水煎服不止。又次日苦参煎汤服，亦不吐，又以附子尖、桔梗节皆不吐。后一日清晨用藜芦末一钱，麝香少许，酸浆水调服，始得大吐稠痰升许，其痛如失，调理脾胃而安。

（《张氏医通》）

傅　山

《傅青主女科》奇症选录

傅山（1607~1685），字青主，清初医家

妊　娠　子　鸣

　　明末清初医家傅青主说：妊妇怀胎至七八个月，忽然儿啼腹中，腰间隐隐作痛，人以为胎热之过也，谁知是气虚之故者乎！夫儿在胞胎也，全凭母气以化成，母呼儿亦呼，母吸儿亦吸，未尝有一刻之间断。至七八个月则母气必虚矣，儿不能随母之气以为呼吸，必有迫不及待之势。母子相依为命，子失母之气，则拂子之意，而啼。于腹中治法宜大补其气，使母之气与子之气和合，则子之意安，而啼亦息矣。方用扶气止啼汤。人参、黄芪、麦冬、当归、橘红、甘草、花粉。一剂而啼止。

（《傅青主女科》）

蒋　超

《南轩絮语》奇症选录

鼠膈偷食

噎膈病有一种曰鼠膈者，酒食置无人处尚可下咽，有似鼠之畏人，旋又吐也。治法以新生狸奴胞衣，焙制入药，或可冀痊。见吴仪珞《医药学述》（吴氏云：猫胞甘酸温，治反胃吐食甚效）今之猫，古谓之狸。

（《南轩絮语》）

孙光宪

《北梦琐言》奇症选录

眼中异见

有一少年，眼中常见一小镜子。医工赵卿诊之，与少年期，来晨以鱼脍奉侯。少年及期赴之，延予阁子内，且令从容，俟客退后，方得攀接。俄而设台子，止施一瓯芥醋，更无他味，卿亦未出。迨寓中久候不至，少年饥甚，且闻醋香，不免轻啜之，逡巡又啜之，觉胸中豁然，眼花不见，因竭瓯啜之。赵卿探之，方出，少年以啜醋惭谢。卿曰："郎君先因吃鱼脍太多，非酱醋不快。适来所备酱醋，只欲郎君因饥以啜之，果愈此疾。烹鲜之会，乃权诳也，请退谋餐。"他妙多斯类，非庸医所及也。凡欲以仓、扁之术求食者，得不勉之哉！

（《北梦琐言》）

现代医家经验

颜德馨

奇症怪病多有瘀

颜德馨（1920～　　），上海铁道大学教授

　　古人有"奇证怪病多痰"之说，临床发现，奇证怪病亦多有瘀血作祟者。如《素问·缪刺论篇》谓："今邪客于皮毛，入舍于孙络，留而不去，闭塞不通，不得入于经，流溢于大络，而生奇病"，指出络脉不通可致奇病。《素问·奇病论篇》中所列举的息积、伏梁、疹筋、厥逆等奇特之病，均存在着血瘀的病理状态。王清任在《医林改错》中记载了近50种瘀血病症，其中不乏奇证怪病。唐容川在《血证论》就瘀血致病变幻多端作了精辟论述："瘀血攻心，心痛头晕，神志昏迷，不省人事；瘀血乘肺，咳逆喘促，鼻起烟煤，口目黑色；瘀血在中焦，则腹痛胁痛，腰脐间刺痛着滞；瘀血在下焦，则季胁少腹胀满刺痛，大便黑色；瘀血在经络脏腑之间，或周身作痛，或结为癥瘕，或郁蒸腐化变脓，或为干血，或生痨虫；瘀血在里则口渴；瘀血在腠理，则营卫不和，发热恶寒；瘀血在肌肉，则翕翕发热，自汗盗汗等"。近人邓铁涛氏报道1例11岁的脑膜炎后遗症患儿，9岁起即发育，出阴毛，嘴唇有须，身形肥胖，举动如大人。经用通窍活血汤，隔日1剂，15天后成人样发

育趋势停止，50剂后体重减轻，恢复小孩子征象。也证实奇证怪病确有瘀血。

曾对30例奇证怪病患者进行血液流变学的测定，发现全部病例的全血粘度、血浆粘度、血沉、还原粘度、K值、红细胞电泳等指标均比正常组明显升高，经统计学处理有显著性差异。经活血化瘀疗法治疗后，以上血液流变学指标均恢复正常，病情好转或痊愈。实验室依据也证明了"奇证怪病多有瘀"的理论具有一定的科学性。

"奇证怪病多有瘀"与"奇证怪病多有痰"互相影响，中医素有"痰瘀相关"之说。临床用药每需兼顾，同时必须脉舌互参，辨证施治。若患者形体肥胖，舌苔浊腻而垢，口甜而粘，脉沉弦细滑，治宜化痰为主；如患者面色黧黑，唇青舌紫，癥瘕积聚，脉沉迟涩或弦紧，当以活血为主。

运用活血化瘀法治疗奇证怪病，应针对病证的性质和部位，以活血化瘀药为主，适当配以其他功效的药物，组成方剂进行辨证施治。最常用的方法有以下几种：

1. 理气化瘀：适用于情志所伤，气机郁结日久，导致血流不畅，脉络瘀滞；或久病入络，气血胶结不解的奇证怪病。代表方剂如血府逐瘀汤。所谓"血府"，乃据"脉者血之府"而来，凡血液流通之处均可从血府论治，故此方运用范围极为广泛。

2. 散风化瘀：风性向上，高巅之上，惟风可到，故凡头面部的奇证怪病多责之于风，宜散风化瘀并进，以活血化瘀为主，略加散风之品，即"治风先治血，血行风自灭"之意。代表方剂如通窍活血汤，方中川芎祛血中之风，且上行头目，用量宜大，1 日最大用量可达 60g。

3. 养血化瘀：适用于血虚兼瘀的奇证怪病。血虚者常兼血瘀，盖血液盈余则流畅，若病久营血耗损，血脉空虚，无余以流，则艰涩成瘀，而瘀血不去，则新血不生，互为因果。治宜剿抚兼施，代表方剂如桃红四物汤。

4. 益气化瘀：脏腑功能减退，阳气失煦，阴寒内甚，瘀血留滞不解所引起的奇证怪病，其病变部位一般在下焦为多，即唐容川所谓"下焦之瘀多属阴凝"。治宜益气化瘀并投，气为血帅，气旺则血液自能畅行无阻，代表方剂如补阳还五汤、少腹逐瘀汤。

阵发性摇头不止

王某，女，28 岁，护士。

患者产后阵发性头部摇动及上肢抽动已半年，在外院神经科检查无阳性发现，经针灸及养血熄风等药治疗无效。观患者头部摇动不已，两手抽动，摇至倦怠无力方得小休，入夜则乱梦纷纭，呓语喃喃，脉弦滑，舌紫不泽。证属产后血虚，瘀阻筋络，致肝失濡养，虚风内动。治当剿抚并施。

一方：

炙甘草 6g　大枣 6 枚　人参 15g　铁落 30g（先煎）
淮小麦 30g　煅龙骨 30g（先煎）　煅牡蛎 30g（先煎）
山羊角 30g（先煎）　全蝎 15g

二方：

红花 9g　桃仁 9g　赤芍 9g　生地 12g　当归 6g　生

甘草 3g　枳壳 4.5g　柴胡 4.5g　桔梗 4.5g　川芎 4.5g　牛膝 4.5g

上 2 方参差服用，住院 29 天，症状消失而出院，恢复工作。

产后易虚易瘀，虚在百脉空虚，血不养肝，肝风易动；瘀在恶露不尽，留阻筋脉，肝失其养。本例在外院从养血熄风立法医治半年乏效。因患者虽有虚象，但兼有梦多、呓语、舌紫等血瘀之症，故取攻补兼施之法，既用血府逐瘀汤理气活血以攻其瘀，又取甘麦大枣汤加味补气养血，平肝熄风，收效倍捷。

痿　　　证

洪某，女，33 岁，司机。

宫外孕手术后逐渐肥胖，乏力肢倦，月经量少，继而出现手足痿软，握物困难，行走不便，经期症状加剧，伴有心中懊侬，怔忡汗多。经查甲状腺、性腺、肾上腺皮质功能能均正常，头颅摄片阴性，一度出现低血钾，纠正后症状仍不见好转。医治 3 年罔效。观患者形体丰腴，神萎倦怠，脉沉迟无力，舌紫。此乃阳虚气弱，气血不畅之证。宜益气活血。处方：

桂枝 6g　煅龙骨 15g（先煎）　煅牡蛎 15g（先煎）黄芪 18g　党参 12g　赤芍 12g　丹参 12g　桃仁 9g　红花 9g　牛膝 9g　炮山甲 9g　蒲黄 9g　川芎 9g　乌梅 4.5g

服药 30 剂后，懊侬除，能扶持行走。原方去乌梅继续服用 100 剂后，能上下楼单独行走，生活自理。

王清任谓："元气亏五成，不剩五成，周流一身，必见气虚诸态，若忽然归并于上半身，不能行走，下则病两腿瘫痿。"本例气虚难以运血，加之手术后必有残余之血留于脉外，故从气虚瘀滞立法，以补阳还五汤为主，参以桂枝、穿山甲搜剔经络之瘀，牛膝引药下行，龙、牡、乌梅以镇浮阳。气虚血瘀证不能速愈，故立方不变，久服而收效。

老年性痴呆

老年性痴呆是以脑组织弥漫性萎缩为病理特点的一种慢性进行性精神病。根据其精神异常、行为改变等表现分析，似归属中医的"癫狂"范畴。目前，国内多宗"髓海不足，则脑转耳鸣，胫酸眩冒，目无所见，懈怠安卧"之说，以养精填髓法补之。但临床所及，本病并非仅见虚象，不少患者具有颜面四肢老年斑叠出、巩膜瘀丝累累、肌肤甲错、舌紫或兼紫斑等瘀血指征，投以活血化瘀法，每获良效。实践表明，老年性痴呆与瘀血密切相关。

《医参》谓："脑髓纯者灵，杂者钝"。脑位于颅内，由精髓汇聚而成，其性纯正无邪。人体十二经脉，三百六十五络，其血气皆上于面而走空窍，脑唯有气血滋养，精髓充实，才能发挥"元神之府"的功能。人至老年，"形气虽衰，心亦自壮"，形衰则气虚，心壮则气郁，气虚、气郁均可引起血流不畅而导致血瘀。若瘀血随经脉流行于脑，与精髓错杂，致使清窍受蒙，灵机呆钝，则出现神识不清，表情痴呆，日夜颠倒，癫狂时作诸症。同时，由于瘀血内阻，使脑气与脏气不接，气血无法上注于头，脑失所养，日久则精髓逐渐枯萎，故而病情呈进行性加剧。近代文献指出，老年性痴呆大脑呈弥漫性脑萎缩，脑回变窄，脑沟增宽，神经细胞内脂褐质增多，神经原纤维缠结和颗粒空泡变性，也证实本病的发生确与瘀血有关。

　　根据"杂者钝"的病机，治疗老年性痴呆当忌蛮补，张景岳谓："瘀血有所留脏，病久至羸，似乎不足，不知病本未除，还当治本"。瘀血不去，盲目进补，反招气血壅滞，加重其害。治宜疏通脉道，祛除瘀血，俾气血畅通，脑得其养。临床习用桃红四物汤加味，药用：

　　生地 12g　当归 9g　桃仁 9g　红花 9g　赤芍 9g　川芎 9g　生蒲黄（包）9g　柴胡 9g　通天草 9g　菖蒲 9g　青皮 6g　陈皮 6g　水蛭粉（吞）3g

　　方取桃红四物汤为生，意在活血化瘀；辅以柴胡、青皮、陈皮理气解郁；佐以菖蒲、蒲黄芳香开窍，通络醒神；水蛭攻坚破积，搜剔积瘀；通天草轻清上行，引诸药入脑。诸药同用，共奏祛瘀通脉、开窍醒脑之效。若烦躁不宁加黄连、磁朱丸（吞）各 3g；神志呆滞加郁金、远志各 3g；气血两虚加黄芪 3g、丹参 15g 等。

　　典型病例：张某，女，68 岁，1988 年 9 月 21 日诊。始而头晕头痛，失眠健忘，继之表情淡漠，反应迟钝，举止乖违 1 年。近日病情逐渐加重，或缄默不语，不进饮食，或语无伦次，昼夜不分，无法正确计数。诊见患者消瘦，神志呆滞，颜面及手背部老年斑较多，舌紫黯、苔薄黄，脉小数而弦。血压 22/14kPa，脑电图示轻度弥漫性异常，颅脑 CT 扫描示轻度脑萎缩。证属老年气血失畅，瘀血内阻于脑，神明失养而为痴呆。药用桃仁、红花、赤芍、川芎、生蒲黄（包）、柴胡、矾水炒郁金、远志、通天草各 9g，丹参15g，菖蒲 6g，水蛭粉（吞）3g，檀香 1.5g，生麦芽 30g。服药 15 天，神志渐清，惟头晕阵作，入夜难寐，上方加磁朱丸（吞）3g，连续治疗 2 个月，患者神志基本恢复，记忆力有所改善，其他症状均减，生活亦能自理。随访 1 年，病未复发。

（颜乾麟　整理）

钱远铭

奇症奇辨　出奇制胜

钱远铭（1923～　　），湖北中医药研究院研究员

余自弱冠从医，临证 50 余年，所遇诸证，多以常法辨证投治，效多响应。然亦有个别病证，脉舌平常，而证非经典所见，堪称奇症。此种场合，全赖医者抓住发病特点，明辨病机，出奇制胜，往往可收预期之效。兹录数案，以广见闻。

咳 极 则 厥

陈某，男，51 岁，住院号：122043。

患者于 1973 年 6 月 20 日因阵发性痉咳，突然晕倒，不省人事，1 日数发不止而入院。自述原有慢性咳嗽，但于冬春出现，入夏则愈，且无晕倒之事。1973 年 5 月上旬感冒咳嗽迁延不愈，至 6 月初病情突变，转为阵发性剧烈咳嗽。每发则连续数十声不能自止，继之上气喘急，面红耳赤，咳至极时则头晕眼黑，随地昏倒，不省人事，四肢拘急，但无惊叫及口吐白沫等象。约 3～5 分钟后，深深吸气数口，自行苏醒。醒后头晕汗出，神疲肢软。如是 1 日数发不止。起病以来，由于随地昏倒，头面四肢跌伤之处比比皆是，单

位及家人整天轮流看护，深恐出现意外。曾先后在当地医院作过止咳、镇静、消炎等有关治疗，未能见效。在武汉某医院作过检查和治疗，亦无明确诊断和治疗结果，故来我院求治。查其发育正常，营养中等，气管居中，胸廓对称。心率 78 次/分，律齐，无杂音。两肺呼吸音低，右肺可闻少许干湿性啰音。胸透所见：降主动脉影增宽，心肺无异常。心电图：窦性心律，心电轴正常，完全性右束支传导阻滞。

据其脉来弦滑，舌质红而苔薄白，每发必见昏厥，每厥必由咳致，可知此乃痰阻肺窍，气逆冲上，痰气厥之候，必治以化痰止咳，始克有济。方用：

制南星 10g　姜半夏 15g　苏子 15g　白芥子 15g　葶苈子 10g　皂荚 10g　陈皮 10g　竹茹 10g　海蛤粉 15g　瓜蒌子 10g　藿香 10g　薤白 5g

服上方 3 天后，发作有所减少，1 周后发作稀少，且在昏厥以前自己有所察觉，不致随地昏倒。但每周之内仍有一二次剧咳出现。至 7 月下旬，阵发性咳嗽消失，昏厥亦未再出现。于 8 月 12 日出院，嘱带原方自理。出院后曾先后 2 次来信，云昏厥从未出现，参加工作，一如常人。

本证临床少见，前人虽有痰厥一证之记载，但与此不全吻合。治时紧紧抓住每次昏倒必由剧咳引起，断为痰阻清窍而然，采用止咳化痰为法，投服之后，竟收奇效，殆亦偶合者。病虽罕见，治法却很平常。

发作性睡病

钟某，女，中学生，湖北某县人。

于 1977 年元月 12 日由友人介绍来院就诊。该患者于 1976 年 11 月上旬某日，因在学校受老师批评，致情绪低落，当天回家午睡，竟熟睡不醒。久之，家人催唤亦不觉醒，举家惊惶，以各种方法推弄，均未见效。次日抬送当地医院作有关检查，血压、心跳、呼吸均属正常范围，只好任其自睡。每日除给葡萄糖静脉点滴外，未作其他治疗。如此经过 1 周之后，自行苏醒。醒后问之，一无所知，一无所苦。自此，每隔 3、5、7 天类似发作 1 次，每次熟睡 3～7 天不等。先后服过中西药物无效，因来就诊。诊见一般情况良好，智力正常，脉来和缓，舌上白苔稍厚。本病起自老师批评之后，心情抑郁，气郁生痰，痰阻心窍，神识迷惘而然。法宜豁痰清心开窍。方用：

石菖蒲 15g　远志 15g　麦冬 15g　胆南星 10g　橘红 10g　神曲 10g　姜半夏 15g　百合 20g　白术 15g　柏子仁 15g　甘草 6g　大枣 15g

上方服 5 剂，发作减少，昏睡时间缩短，1 天左右可以自行觉醒。继进 5 剂，停止发作。回本县后继服上方，以巩固疗效。3 个月后来函，云数月以来，未再发作，恢复上学，表示感谢。

本病临床实为罕见，医书亦未见类似记载。《史记》虽有扁鹊治虢太子尸厥一案，然彼实因病昏厥而然，且苏醒以后未再复发。此则因郁而致，多次发作，昏睡时间长达

7日，醒后无所苦，有似有不似者。余以其病起精神受刺激之后，舌苔白厚，断为气郁生痰，痰阻心窍，采用导痰汤加清心平镇之品出奇制胜，竟收预期之效果。

奔 豚

戴某，女，42 岁。

于 1975 年由亲友介绍来武汉就诊。自诉病已 4 年之久，初起每次发作仅觉少腹有如虫行，自下而上。上至心下，则胸满气急，约 1 分钟左右即可消失。数月或半年一发，尚不以为痛苦。但近 1 年来，日益加剧，竟至 1 日数发，发则先见少腹跳动一阵，继则上抵胸膈，甚至上冲咽喉。于时气急胸满，呼吸几乎停止，面青目竖，两眼流泪，额上汗出，身体强直，两手握固，有如角弓反张者。如此多则三五分钟，少则一二分钟，必待深深吸气一口，长叹一声，上述症才逐渐得到缓解。如此反复发作，痛苦万分。曾去地区医院及武汉某医院作过多次检查治疗，诊断为"西蒙氏病"，未予特殊治疗，因来要求中药治疗。就诊期间，不过 1 小时许，余亲见其发作 2 次，一轻一重，发后疲乏少力，须卧休片刻方可坐起。然病虽奇特，身体外貌尚属正常，无碍大局。查其脉弦而缓，舌微红而苔白薄。根据上述病情，有类前人所述奔豚气一症，但发作如此典型者，余生平仅见此 1 例。断为奇经冲脉为病，冲气上逆，痰阻气机而然。予以化痰降逆为法，投以当归、白术、香附、郁金、旋覆花、代赭石、降香、磁石、枳实、竹茹、法夏、陈皮、茯苓、甘草或出入为方。连服 10 剂余，发作减少。

亦减轻。先后服上方 50 剂余，3 个月后来信，告以病虽时有起伏，但总的趋势已近痊愈。嘱按原方续服，巩固疗效。1982 年追访，未再复发。

本病从《金匮要略》所载："奔豚病，从少腹起，上冲咽喉，发作欲死，复还止，皆从惊恐得之"。细询患者，前后无惊恐诱因，但与情绪起伏有一定关系。故以开郁化痰为主要手段，竟获良效。足见个体不同，病有多因，古今治法，不必强求一致。

然亦事出有异者。1977 年 2 月，余在湖北中医学院附属医院外科参与急腹症工作时，有一李姓女患者，因早起失手将脸盆落地，惊恐之下，即见少腹疼痛，阵发加剧，自觉少腹有一股气体上冲，直抵心下，其痛如绞，冷汗自出，来院急诊。检查腹壁紧张，拒按，剑突下可扪及包块，以急腹症收入住院观察。入院后 1 小时许，疼痛自行缓解，自觉气往下行，于是腹壁亦软，包块亦消，平复如常，谈笑自若。午餐后，上述诸症复发，约 2 小时后又自行缓解。如此 1 日数发不止，西医诊为肠绞痛症，建议用中药治疗。余以其气上冲胸，因惊恐得之，病与《金匮》奔豚一证甚合。所与不同者，腹痛剧烈，脉来弦数，舌上黄苔，大便 3 日未行。竟用大柴胡汤加芒硝，1 剂知，2 剂已。由此看来，本病虽由惊恐所得，但因兼症不同，病机有别，治法亦当有异。此即中医同病异治之妙用，不可不知。

郭维一

奇症治法宜活　药当丝丝入扣

郭维一（1930～ 　），陕西
榆林地区中风神经病医院主任医师

　　病有急慢之分，难易之别，临床所遇患者绝大多数有证（病）可循，有法可依，当以证辨治或对症治疗。但临床偶遇个别患者，身染罕见之症，难定规范之病，即属奇症。所谓奇症，即病症多端、病机颇杂、方书无病名、临床鲜见者，结合仪器检查无器质性病变，综合临床资料，似此病实非此病是也。然治疗奇症和治疗其他疾病一样，坚持从中医学整体观念出发，细于观察，详于辨证，善于分析，药以胜病为宜，此谓"执活方以活人也"。如此，奇症虽奇，用活法治疗，可取得满意效果；相对而言，奇就不足为奇了。近年临床遇到鲜见之奇症几例，临床疗效堪称满意。现将资料较完整的几则治案介绍于下。

盛夏畏寒大汗

　　李某，女，51岁，教师。1988年6月28日诊。

　　患者于1985年行子宫切除术后，一直易感冒。今年春节前感冒愈后，翌日晨起全身出汗，浸湿内衣被褥，下床活动，汗出更甚，十多分钟后出汗自敛，继之畏寒身凉，头昏心悸，精神萎靡，遂住当地县医院，拟诊"气血双亏，营卫不和，卫表不固"等，曾用中西药治疗，似有效，实无效。出院后转中医治疗，易医数人，或内服归脾汤、桂枝龙牡汤、甘麦大枣汤加味等温补心脾，调和营卫，敛汗固涩，或易方改服增液汤合补血汤、五苓散加味等调补气阴、通利水道之剂。治疗半年多，服药近 200 剂，终未获效，专程来榆邀余诊治。时值夏季，气候温和。来诊时，内穿毛衣、绒裤，外着呢大衣，围巾裹头，惟恐受凉。自诉近 1 个月以来，始觉发热（体温低于 37℃），继之渐渐汗出，汗珠似米粒，由头面波及肢体，此间动则汗出淋漓，静卧数分钟，其汗自敛，如此日夜出汗少则 3 次，多则 6～7 次，且无规律。汗后畏寒怕风，身凉似冰，四肢欠温，头昏心悸。全身重着困痛，精神欠佳，若遇气候变化，周身紧束样难受，困痛加重，饮食二便尚可。查：抗"O"、血沉均正常，白细胞 9.6×10^9/L，血色素 125/L，中性 0.60，淋巴 0.40。舌体微胖，边有齿痕，舌苔薄白，苔心微厚，脉沉细小弱。证属：少阴虚寒，营卫失和，湿阻气机，奇症由生。其机复杂，涉及表里经腑，治宜融温补少阴、调和营卫、健脾渗湿于一炉，取数方巧组为一方，各司其用。药用：

桂枝 10g　杭芍 120g　附子 10g　焦术 10g　茯苓 10g　干姜 10g　细辛 5g　炙麻黄 5g　甘草 5g　生薏仁 30g　防己 12g　大枣 3 枚

药进 3 剂后，汗出明显减少，虽遇阴雨，浑身亦有轻快之感。显见认证准确，立法无误，组方合理，药切病机，遂守方随症选加黄芪、淫羊藿、滑石、土茯苓、菟丝子、鹿角胶、鸡内金等药。连诊 8 次，服药 20 剂，于 7 月 18 日，诸症消失，精神焕发，愉快返家。

此症疗程短、疗效捷，全方未用固涩止汗之品，而达汗止目的，贵在调气化。如张景岳所云："气化而愈，愈出自然，攻伐而愈，愈出勉强"。

突发高热，一日两发，汗水后如常

高某，男，31 岁，神木县农民。1989 年 4 月 6 日诊（门诊号：0170）。

患者于去年 3 月间不慎感冒，始发冷抖擞，继之高热，体温 41.5℃，前额烘痛，面部灼热，旋即遍身出汗，恶心呕吐，经治病愈。12 月间旧病又发，经治亦愈。今年 4 月 1 日午饭后，突感背寒，全身震颤，前额剧痛，脸部红热，摸之灼手，继发高热，体温 41℃，大渴引饮，大汗淋漓，伴恶心呕吐，吐物为宿食夹粘液，尿液色红。1 日 2 发，且无定时，汗水后身凉，一如常人。专程来榆，住院治疗。入院后查：血压 13.3/9.3kPa，脑脊液正常，疟原虫未见，心肺（一），血常规：白细胞 $12×10^9$/L，血色素 12.5g/L，中性 70%，淋巴 30%，尿常规：诊断未明，原因待查。予以支持对症治疗 5 天，病情如故，拟转院治疗时，邀予诊治。刻下：主症同上，临床罕见，实属奇症。察其舌体胖，苔白厚，按其脉，虚大沉数。据症凭脉，此证属少阳、阳明、太阴、少阴及膀胱杂合为患。症机较杂，治宜分步，先拟和少阳，清阳明，重在阳明。药用：

柴胡 10g　黄芩 10g　半夏 10g　知母 10g　粳米 10g
沙参 15g　茵陈 15g　滑石 15g　生石膏 50g　甘草 5g
大枣 3 枚

二诊（4 月 8 日）：药后除大渴大饮明显减轻外，寒战、高热、头痛、呕吐毫无改善，舌脉同前。斯时当以和少阳、调营卫为要，燥湿和脾，清利膀胱辅之。药用：小柴胡汤、桂枝汤、平胃散等合方加知母、黄柏、茵陈、滑石、川芎、白芷，继进 2 剂。

三诊（4 月 11 日）：药后寒战、高热、呕吐均消失，体温 37.2℃，自觉口鼻干燥，舌尖微红，苔心及根部微厚，脉濡缓。查血常规：白细胞 $8.6×10^9/L$，中性 45%，淋巴 55%，血色素 115g/L。尿检：蛋白痕迹，白细胞（＋），红细胞（＋＋＋）。显然药证合拍，主症悉除，守原方去苍术、川厚朴、川芎、白芷，加三七、白茅根、花粉继进。

以后几诊皆在原方基础上随症渐加山药、薏仁、土茯苓、石斛、沉香、白蔻仁、鸡内金等强化脾胃功能，清解余毒。当尿检红细胞、脓细胞消失，立即减去三七、土茯苓；腹部舒适减去沉香、白蔻仁；尿液量多色白，减去知母、黄柏、白茅根、茵陈、滑石。直至 4 月 19 日，自觉如常人，血常规、尿常规检查均正常无异，痊愈返家。

此例奇症疗效所以昭彰，全在深析病机，按其主次，分步调治，守方或易方随病机而定，增损药品丝丝入扣，非如此焉能效捷乎？

舌直，项强紧束，头闷昏晕，
全身困痛，下利脓血

白某，女，23 岁，干部。1989 年 3 月 25 日诊（门诊号：0131）。

患者 2 个月前顺产一女婴未成活，心情不畅。遂发胸膈迫闷，胃呆纳差，舌直项强，脖颈紧束，头闷昏晕。继发忽冷忽热，口苦泛酸，周身疲惫、困痛或抽痛，胃脘痞满，腹痛下坠，时便脓血，晨起登厕，食后即便，大便偏溏，日行二三次，夹有不消化食物，小便色黄量少。曾住当地医院，经多项检查未发现异常，予对症治疗，病情时好时歹，遂出院转中医诊治。几经易医，补之不应，泻之无功，补泻同施，此瘥彼甚，持续治疗月余，病症有增无减，患者痛苦已极，拟去北京诊治，经友人介绍，来我院门诊试治。验其舌，舌质淡嫩，苔心白厚水滑；按其脉，沉弦细濡。论治首当调畅枢机，宣利三焦，治其标症；后宜温补脾胃，助其化源，疗其本虚。标本有序，水到渠成，愈属必然。投小柴胡汤合三仁汤化裁：

柴胡 10g　党参 15g　黄芩 10g　半夏 10g　竹叶 10g　杏仁 10g　生薏仁 30g　川厚朴 10g　滑石 12g　通草 10g　白蔻仁 10g　葛根 12g　鸡内金 10g　薤白 15g　黄连 3g　甘草 3g

用法：加水文火煎煮数分钟，待沸后，去掉头煎不用，再加水煎二三煎，每次约 20 分钟，两煎合一约 250ml，分 2 次饭后服。

复诊（4月1日）：药进6剂后，舌直项强、颈部紧束、全身困痛、脘腹隐痛、脓血粪便等症大为减轻，但仍感胸闷、头昏、疲乏、恶心、纳差，时欲便。步原意党参易西洋参（另炖），加焦术、泽泻、防风、竹茹、炒麦芽，鼓舞胃气，止呕和胃，渗湿助运。

再诊（4月10日）：继服9剂后，诸症基本消失，微觉胃脘不适，口干不饮，偶尔恶心，舌质淡，苔薄略黄，脉沉缓。当以温补后天、调脾养胃治本为要，改用六君子汤加山药、白扁豆、白蔻仁、鸡内金、竹茹、花粉、石斛。连进3剂后，正值月经来潮，量少色红，夹有血块，四肢厥胀，腰腹困痛，以加味逍遥散调治，症除经净。

四诊（4月17日）：因家事不遂，又觉胸腔闷痛，如压物之感，胃脘困烦，饥时明显，大便不畅，舌苔同前，脉沉缓略弦。缘由肝胃不和，以五味异功散改汤，加瓜蒌、山药、鸡内金、白扁豆、花粉、玉竹、柴胡、杭芍。守方增减，连服8剂后，诸症消失。嘱停药，以饮食调养，半月后精神焕发，已上班。

此例病症多端，波及多脏（腑），似斯病又非斯病，当归奇症范畴。好在病因已清，乃酌选方药，临证用之，无过或不及，适可而止为度。尤服药时嘱"漂去头煎，服二三煎"，防止"柔不胜刚"，故收效较著。

少腹冰冷，延及腹部胸腔背部

刘某，男，60岁，干部。1988年5月23日诊。

患者少腹发凉延伸腹部、胸腔及背部，时达2个月，加重1周。2个月前早餐后忽然右大腿发颤，不久自失，同时出现小腹发凉，逐渐向上延伸至腹部、胸腔及背部，状似冰伏于身，难受至极。入睡后凉感消失。定时发作，日日如此，持续2个月之久。伴晨间咳嗽，胸胁窜痛，食纳不馨，夜间难寐，或似睡非睡，精神、二便尚可。曾易地更医治疗月余，先后内服理中汤、吴茱萸汤、暖肝煎加味等药，疗效甚微，恐有特殊病变，专程来榆诊治。诊见：主症同上，胸透、心电图、B超等项检查未发现异常，舌质淡，苔白根厚，脉缓濡。此属怪病奇症。治当舍脉从症，拟法为调畅枢机，燥湿祛痰，试投温胆汤合小柴胡汤增减：

柴胡10g　陈皮10g　半夏10g　黄芩10g　苍术10g　茯苓10g　枳实10g　党参15g　炒麦芽15g　淫羊藿15g　白芥子5g　甘草3g

复诊（6月2日）：服药9剂后，胸胁窜痛消失，咳嗽大减，余症同前，此时枢机已畅，当祛痰为要，兼调理气化，交通心肾。药用：

苍术15g　茯苓15g　淫羊藿15g　炒麦芽15g　陈皮10g　半夏10g　桂枝10g　杭芍10g　川厚朴10g　远志10g　鸡内金10g　白芥子5g　黄连3g　肉桂3g　甘草3g　干姜3片　大枣3枚

再诊（6月19日）：患者居农村，返家服药15剂后，凉感基本消失，偶发于脐左，惟觉睡眠仍差，纳食不馨。继治以调和脾胃、安神镇静，改投保和汤合枣仁汤化裁，连服6剂后，诸恙悉除。

本例属怪病奇症，舌脉与症不相符合，当舍脉从症，治疗过程始终以祛痰为要，始施调畅枢机之小柴胡汤，中用化气调阴之桂枝汤，相合适度，最后虽和胃安神，亦未离开化"痰"之旨，所以，临床效果比较满意。

万文谟

肝 病 治 奇

万文谟（1923～　），武汉市第九医院主任医师

鼓胀脐破漏食流水

此案为先祖父万筱辅所治奇症之一，笔者幼时曾目睹其经过，成年后又亲聆训诲，至今记忆犹新，再浏览遗著（《各种险危奇症医案》），更觉历历在目。兹援笔记之，以彰中医学之丰富多彩。

患者朱某，男，43岁。

1932年春季发现痞积肋左，渐而腹胀如鼓，脐肿突出如卵。至翌年5月10日，因恚怒触发，忽然腹痛呕吐，旋即脐破流出黄水约1提桶之多，当时腹大顿减，但饮食之物，仍由脐中流出，有时夹有黑水。初以托里生肌之品，不见功效。半月后，延请先祖父应诊，望其面色黧黑，舌黯苔黄。问其小便短少，大便旬日未通，口苦微干，腹胀纳差，脐口灼痛。切其脉弦，腹左有块可及。辨证为肝失条达之性，脾失运化之常，气滞血瘀，湿热蕴遏，遂致痞积腹左，水停中州。脐破后水湿渐消，但脾气更伤，湿热未尽，痞块未除。拟法先以扶脾渗湿解毒治之。处方为：

土茯苓 15g　金银花 15g　连翘 15g　公英 15g　黑豆 15g　冬瓜子 24g

浓煎当茶饮。

另以涤浊快利丸（祖传验方，即去筋番泻叶 120g，香山奈 30g，共为极细末，糊丸）3g 吞服。

外用金银花 9g，土茯苓 9g，甘草 9g，白芷 9g，煎水冷洗创口。再用麝香 0.6g，冰片 0.6g，轻粉 0.6g，飞甘石 1.5g，研细外搽。同时，用薄绸轻勒脐口以防尘垢。

服药后，初下结粪少许，以后大便较畅，小便较多，脐中流水减少。越旬日，又进健脾利湿、达肝和胃之品。常用处方为：

黄芪 9g　党参 9g　白术 9g　茯苓 9g　香附 9g　香橼皮 9g　白芍 9g　当归 9g　藿香 6g　砂仁 6g　厚朴 6g　柴胡 6g　炒吴萸 3g　炒黄连 3g　荷叶煨姜 1 块

便结时则吞服涤浊快利丸 3～6g 以通地道；小便不通时则外用全葱 10 根，加食盐少许、麝香 0.3g，捣敷关元以助气化。前用茶饮方则每日照常。至 8 月初，脐口愈合，诸症好转。以后又发生呕吐 2 次，原方去柴胡，加旋覆花 9g、代赭石 9g 以平冲降逆。继而又发生腹泄稀水 3 次，原方去煨姜，加炮姜 6g、肉蔻 6g 以温脾涩肠。后又发生乳胁少腹疼痛多饮，原方去参、芪、白术，加荔枝核 12g、橘核 12g、川楝子 12g、乳香 7.5g、没药 7.5g，以疏肝止痛。又发生咳嗽气喘 1 次，改用宣肺理气之品。处方为：

藿梗 6g　豆蔻 6g　枳壳 6g　苏子 6g　杏仁 6g　桔梗 6g　川贝 6g　蒲公英 15g　旋覆花 4.5g　莱菔子 4.5g

连服 2 剂，咳止喘平。如此调治半年左右，饮食起居日渐好转，小便通利，大便正常。但觉形寒肢冷，疲乏无力，舌淡脉弱。乃久病伤及脾肾之阳所致。温补脾肾以善后。处方为：

千层故纸 27g　破故纸 27g　高丽参 27g　附片 27g　鹿茸草 21g　覆盆子 18g　楮实子 18g　胡芦巴 18g　炒吴萸 18g　五味子 15g　肉桂 15g

共为细末，炼蜜为丸。每次服 12g，每日 2 次，禁虾、蟹、牛、犬、羊等物。

至 1934 年 5 月，患者来信，谓病去元气来，精神气化如常，恢复正常工作。

《诸病源候论》云："鼓胀之症，其腹内有结块。"《医门法律》云："凡有癥瘕积聚痞块者，即是胀病之根，日积月累，腹大如箕，腹大如瓮，是为单腹胀。"本案先有痞块，后见腹胀如鼓，断为鼓胀无疑。从整个病程来看，似属现代医学中的肝硬化腹水。本案的脐破漏食流水是罕见的，而以中医中药治愈也是罕见的。患者初是土败木贼，气滞血瘀，湿热相乘为患，后见脾肾阳虚表现。在治法上有补有攻，有常有变，达肝和胃以长期调治，最后则是温补脾肾之阳而收全功。其外用诸法，如薄绸轻勒脐口，金银花等药煎洗伤口，丹药外擦等起到了防止感染和去腐生肌的作用，全葱外敷以助气化也达到了增强排尿功能的目的。

黄疸皮肤奇痒

患者黄某，女，47 岁，工人。

1967年因胆石症作过手术，术后3年尚安。1970年初，又见黄疸胁痛小有发作。至1971年夏，病情逐渐加重，并有腹水及浮肿等症，尤以皮肤奇痒为苦。在某职工医院住院3个月，诊断为胆汁性肝硬化。1972年5月24日来我院就诊，症见两目深黄滞绿，皮肤黄褐，面部及下肢轻度浮肿，颈胸部散在少许结节状黄疣，全身瘙痒，日夜不安，口微干苦，纳食中等，小便茶色，大便灰黄，月事已绝2年。苔黄腻，舌瘀紫，脉滑。腹部可触及痞块，查体有移动性浊音。检查：尿胆红素（＋＋＋），尿胆原（－）；肝功黄疸指数为130u，谷丙转氨酶230U（金氏法），麝浊17U，锌浊20U以上；血胆固醇520mg％；蛋白电泳为白蛋白52％，$d_2$12％，r31％；B超为肝上界第五肋间，右肋下3cm，剑突下5cm，肝厚11cm，脾厚4cm，脾大3cm，肝波为密集微小波，侧卧腹水液3cm。诊断：黄疸，鼓胀。辨证：湿热蕴遏，痰瘀交结，肝血不畅，脾运失常，致有痞积之变，因胆汁外溢而见黄疸，水停中州而致鼓胀，血热风盛而瘙痒。拟法：清利湿热，化瘀散结，疏泄肝胆，调理脾运。处方：

黄芪30g　秦艽30g　地肤子30g　赤芍30g　虎杖30g　茯苓30g　益母草120g　白术10g　杏仁10g　旋覆梗10g　浙贝10g　王不留行10g　桂枝6g　玄明粉10g（冲服）

外以地肤子100g、荷叶100g、明矾10g煎洗。

服药3剂以后，大便稀粪多次，小溲增多，腹水及浮肿明显好转。再服6剂，再便稀粪多次，小溲增多，腹水及浮肿明显好转。再服6剂，黄疸及瘙痒明显减轻。续服

30 剂，诸症若失。2 个月后复查肝功及血胆固醇等均在正常范围内。再以虎杖 30g、茯苓 30g、益母草 30g、红枣 30g、煎汁代茶饮。至 11 月份恢复工作。观察 5 年，未见复发。

本案在现代医学的诊断上是明确的，黄疸系胆道阻塞之故，瘙痒与胆汁代谢有关。祖国医学有"瘀热发黄"、"瘀血发黄"等认识，鼓胀为肝脉瘀阻，脾运失常所致，黄疸属于阳黄范畴，瘙痒也系阳证，故以清利湿热、活血化瘀为主，配以健脾逐水而获效。方中有秦艽、玄明粉等药，系遵循孙思邈治黄配方之义："秦艽 5 两，牛乳 3 升，煮取 1 升，去渣，内芒硝 1 两服"。本案顺利治愈，系根据患者的脉实及胃气未败而采取"大方"与"守方"的策略，俾祛邪务尽，而致痊愈。

癥积暑季衣棉不暖

患者余某，女，58 岁，岁民。

于 1958 年发现肺结核，治疗 10 年始见好转。此后渐有形寒畏冷现象。1968 年发现无黄疸型肝炎，肝功时好时坏。1976 年初在某医院住院 1 个月，诊断为肝硬化。同年 7 月 16 日来我院就诊，症见面色㿠白浮肿，形寒畏冷，着厚棉衣仍不觉暖（此时正值暑季、伏天），伴有倦怠无力，饥不欲食，胆怯易惊，肝区偶觉刺痛，小便或清或黄，大便溏薄。苔薄白，舌淡紫，脉细无力。腹部肋下两侧均可触及痞块，质较硬（肝脾肿大）。肝功：谷丙转氨酶 300U（金氏法），麝浊 18U，锌浊 20U；总蛋白 5.1g％，白蛋白 2.4g％；血色素 6g，白细胞 3.6×10^9/L；肝超声：肝上界在第 6 肋间，右肋下 4cm，剑突下 6cm，肝厚 9cm，密集微小波，进肝波呈齿状。脾厚 3cm，肋下 2cm，密集微小波，进肝波呈齿状。脾厚 3cm，肋下 2cm。诊断：癥积，阳虚。辨证：久病气血亏虚，肝阳不足，木不疏土，血瘀肝脾而致病。治法：温补肝阳，调理脾胃，养血活血。方用当归四逆汤加减：

　　黄芪 30g　党参 30g　枸杞 30g　鸡血藤 30g　淫羊藿 15g　丹参 15g　白术 10g　当归 10g　片姜黄 10g　炮姜 10g　附片 6g　肉桂 6g

　　连服 6 剂，感觉精神稍佳。继而原方略有加减，断续服药经年，共约 60 剂。于 1977 年暑季脱去棉衣，10 月份复查肝功正常（包括血清蛋白）。肝超声为肋下 1.5cm，脾大 1cm，肝波为较密微波。已参加农业劳动。3 年后复查肝功仍属正常，自觉精神尚佳，继续参加农业生产劳动。

　　本案由于久病正虚，肝之阳气不足，肝血不畅，继而因肝血瘀阻，肝阴亏乏，遂致肝阳更虚。"阳虚则生寒"，故以温养助长肝阳为主而收效。

杜雨茂

辨析奇症必求其本
圆机活法方不拘一

杜雨茂（1934～　），陕西中医学院教授

所谓奇症，主要指病例罕见、症状奇特、逾出常例之外，使人在认识上感到迷惑，处理时颇为棘手的一类病证。每一位从事临床工作的中医师都可能遇到奇症，而且随着实践时间的推移，接触奇症的机会也相应增多。因此，如何辨治奇症，以期取得较满意的疗效，就成为医家所重视的问题。这里，我将个人治疗奇症过程中的一些体会，结合如何辨治奇症的问题，谈谈个人浅见。

勤学多思　圆机活法

晋·王叔和曾云："夫医药为用，性命所系，和鹊至妙，犹或加思，仲景明审，亦候形证，一毫有疑，则考校以求验"。这说明前贤是极重视在临床工作中采取认真和多思的态度的。有些奇症，在中医典籍中早有明训，但在临床上往往还是得不到恰当的处理，原因就在于医者或涉猎医籍局限，或虽读过有关记载而没有深思理解，难以致用之故。

喜唾

王某，男，45岁，教师。1980年11月2日初诊。

自诉平素饮食不节，2个月前忽觉唾液较常增多，后渐加重，每分钟要唾四五大口之多，说话吃饭时更是涎液不断外涌，以致不能讲课。唾液清冷，夹有白痰，咽喉干燥，四肢乏困，食欲不振，大便稀溏，小便色白不利。曾服过西药维生素 B_1、B_6、谷维素等及清咽开胃中药多剂，均无疗效。舌质淡嫩，苔薄白滑润，脉沉细无力。辨证属"喜唾"。盖脾阳亏虚不能摄涎所致。治宜健脾温中燥湿化痰，方用理中汤加味。处方：

党参15g　炙甘草6g　干姜8g　白术15g　半夏12g
茯苓12g　陈皮9g　桔梗9g　焦山楂14g

5剂后，唾液减少，复诊守原方略事加减，继服12剂后痊愈。半年来多次随访未见复发，病者已恢复正常教学工作。

《伤寒论》395条云："大病差后喜唾，久不了了，胸上有寒，当以丸药温之，宜理中丸。"正与本例相合。本例虽不起自大病后，但其主症亦为喜唾久不了了，其脉症亦显属脾阳亏虚，故方以理中汤健脾温中为治，药中病机而收捷效。本例亦曾经多位中医诊治，辨证用药皆与病机相悖，治不合拍，故而不效。所以临证须联系其所学多加思考，于此可见一斑。

紧扣病机　治病求本

奇症的外在表现尽管奇特迷离，但仍和一般疾病一样，都是对内在本质（病机）的反映，但却是一种扭曲变形的反映。因此，在遇到奇症时，不要被其表面现象所迷惑，而应运用自己已有的理论知识，对其所出现的症状，进行认真细致的具体分析，透过表面现象，抓住内在本质。这种建立在深广的中医理论知识和为病人高度认真负责的工作作风基础上的分析思考，是帮助我们正确地治病求本、判定其病机所在的关键一环。接着就是紧扣病机，立法施治，使病证好转和趋向痊愈。

食㑊

王某，女，50岁，干部。1987年9月2日初诊。

多食易饥2年余，初起突感食难解饥饱，日进食四五顿仍感饥饿，每于夜间醒来还要加餐，一昼夜进主食总量由原来的500g增至1kg，至今已达1.2kg，体重却渐减。曾在西安市几家医院门诊及住院诊治，经多种检验排除了糖尿病及甲状腺机能亢进等，西医未能确诊，辞为不治。转中医治疗亦近1年，多从中消论治，给予滋补之剂，效亦不著。患者遂失去治疗信心，已1年余未再治疗。近因病情有加重趋势，日进食2kg仍时感饥饿，四肢乏力，故来求予作法诊治。察患者体瘦，面色略暗，大便自罹病以来一直干燥，脉细弦，舌淡红，苔灰白，尿黄，大便干结如栗。分析此病多食而不多饮，尿黄而量不多，历2载有余，体虽疲而未致形削，尚可坚持轻工作，别无他苦，然究属何疾？思之有倾，恍然悟之，此病当属"食㑊"。《素问・气厥论篇》云："大肠移热于胃，善食而瘦人，谓之食㑊。"正与此病切合。此患者胃热则消谷善饥，大肠有热则便结，但因脾气虚弱，虽纳食较多却不能较好地运化吸收其精微，故肌肉失养而形体反瘦。治宜清胃润肠，佐以健脾，方用白虎汤合四君子汤化裁：

　　知母 10g　生石膏 25g（先煎）　炙甘草 3g　薏米 25g
升麻 9g　火麻仁 25g　党参 15g　白术 12g　云苓 12g

　　服药 12 剂后，腹中饥饿感减轻，夜间不需加餐，大便转润，但停药则症复如初。遂于原方中加黄芩 9g、枳壳 9g、地骨皮 12g，以加强清泄之力。服 12 剂后，病情变化仍不明显，且感口渴，考虑前方虽对证而清泄胃肠邪热之力不足。故改用小承气、白虎及四君子汤合方化裁：

　　酒军 6g　枳实 10g　厚朴 12g　知母 10g　生石膏 30g（先煎）　炙甘草 6g　薏米 30g　白术 12g　沙参 15g
麦冬 12g

　　服 6 剂后即显效，继续服 12 剂，各症渐消除，饭量正常，日进主食 500g 左右，二便正常，近 20 天来体重较前增加 5kg，精神转佳，病已告愈。为巩固疗效，宗前法加养阴之品，以防燥热复作：

　　麦冬 10g　天冬 8g　丹参 18g　女贞子 12g　酒军 6g
枳实 10g　厚朴 12g　知母 10g　生石膏 30g（先煎）
炙甘草 6g　薏米 30g　白术 12g

　　连服 6 剂后停药，观察月余，前病未再复作，体健如常。

　　就食㑊病来说，临床鲜见，其与中消证似是而非，本例虽病历 2 载，中西杂治，皆因未找到其病机之癥结，治无寸功。接诊后按《内经》所示，细析其病机，并紧扣病机，立法遣方，药与病合，故使 2 年多之顽疾得以在短时内根除。医者病者，两相欢愉。

详辨细析　善抓主证

所谓主证，即是指一组能够反映和代表某证候病情病机的症状及脉舌。在奇症的辨治中，通过对其症状的周密分析，分清主次，紧抓主证，就可得出相应的诊断，并据此立法遣方，随着其主要矛盾的解决，其他次要矛盾也就迎刃而解了。因此，善抓主证，不失为一种辨证施治的快捷方法。

外伤溅然自汗

张某，女，42岁，农民。

素体健，1978年秋拉车送肥，途经一坡道，不慎失足跌倒，架子车下滑，一侧车轮从其腹部轧过，当时即感腹痛、腰痛、尿血，遂送我院附属医院外科住院诊治。经检查认为是一侧肾脏受损，但不严重，给予益损化瘀止血之剂治疗，次日血尿止，腰不痛，精神好转。但患者手足及胸部汗出绵绵不断，乃邀我会诊。查患者腹中隐痛，脉缓，手足心及胸部自汗不止，别无所苦，乃断为营卫不和。书方桂枝汤2剂，服后无效。再诊时问患者大便情况，告知自外伤后今已4日未大便。因思《伤寒论》193条曰："伤寒转系阳明者，其人溅然微汗也。"又186条云："不更衣，内实，大便难者，此名阳明病也。"此病人手足及胸部溅然汗水出不断，加之大便困难及腹痛，阳明主证已备，脉缓乃邪实于里，脉道迟滞所致，前辨之营卫不和乃误也。遂改用调胃承气汤加桃仁、红花等化瘀药。处方：

　　大黄 9g　芒硝 18g（冲服）　炙甘草 6g　桃仁 9g　红花 9g　当归尾 12g　赤芍 9g

　　服 1 剂后大便即通利，汗出全止。继予养血活血之剂调理 3 日而愈。

　　本例外伤后自汗，按常情考虑断为营卫不和，投桂枝汤而不中，情知有误。再诊时通过询问病人，分析病情，紧紧抓住手足漐然汗水出及大便困难，断为阳明病。投药 1 剂即便通汗止，随后调理而愈。

目摇睑垂病在局部，着眼整体

　　人体各部分以五脏为中心，通过经络有机地联系在一起，它们之间正气相助，病变相关。局部病变可影响整体，整体病变也可影响局部。在辨证治疗奇症时，对待局部病变，尤其应注意着眼于整体，把局部与整体统一起来，不能"只见一木不见林"，防止孤立、片面地处理局部病变。从整体出发，主要从局部与整体各方面的联系上综合分析，反复推敲，从而发现病变的癥结所在，制定合理的治疗措施，这样才能取得预期的治疗效果。如果把辨证的思路仅局限于局部病变上，忽视整体考虑，则难以达到理想的治疗目的。

　　郭某，女，23 岁，工人。1981 年 3 月 30 日初诊。

　　自觉两目发困，眼珠如有物牵，颤动不适，欲向眶外脱出，随之视物模糊，眼睑亦下垂，欲睁不能，左甚于右。注视某物或阅读书报数分钟后即发作，以致不能坚持工作及学习，西医检查排除"肌无力"病，遍经中西医眼科多方诊治，其间或暂有减轻时，但终未能愈，故来求治。查其脉细无力，舌质淡红，苔薄黄，形体略瘦，面有愁容，上眼睑稍松弛，似垂非垂。此为肝脾两虚矣，肝开窍于目，主藏血，目得血而能视，今肝血亏虚，目睛失濡故不能久视；血虚而生风，风走空窍，故睛珠动摇；睑为肉轮，属脾，脾气亏虚，中气下陷，故眼睑下垂，抬举无力。脉舌亦符合气血不足之诊。治宜补益中气，养血祛风。以补中益气汤加味。处方：

　　黄芪 24g　潞党参 13g　当归身 12g　柴胡 8g　白术 10g　炙甘草 6g　升麻 8g　陈皮 9g　大枣 5g　杭芍 12g　木瓜 12g　僵蚕 9g　川芎 9g

　　二诊（4 月 13 日）：服上药 11 剂，前症发作次数已减，视物较前时间长，亦较清楚，眼珠动摇欲出及睑垂减轻，左目好转尤为明显，脉虽细但较前有力。药已中病，守法再进。宗前方增潞党参 2g，另加附片 7g，补火暖土而益脾；生地 12g，以助养血之功；去陈皮，水煎服。

　　三诊（4 月 30 日）：服 12 剂后，眼睑已不下垂，目珠亦无外脱之感，视物清楚，时间持久，续用二诊方，黄芪增至 30g，再加巴戟天 10g 助附片之力，连服 2 周后，诸恙愈平，已可正常工作和学习。

　　本例病虽表现在目，实关肝脾，前医不能细察，故虽多次诊治，奈药不中的，故病情不应。今从整体考虑，辨为肝脾两虚，按法施方，药切病机，故收捷效。

治不拘一　随证取用

中医治病，非只一途，除内治法外，尚有外治、针灸、推拿、按摩、气功等疗法。故作为一名中医，应尽其所能，除内治法外，还应尽可能多学习一些其他疗法，不要偏执一法，这样在临证时，就可以多几种治病手段，了然胸中，随病之所宜，持法施治，运用自如，处理适度。正因为奇症表现奇特，有时非内治所能为，只有掌握多种治疗途径，方能得心应手，予以恰当的治疗。

朱某，女，46 岁，农民。1968 年 4 月 18 日初诊。

5 天前患者为其女儿举办婚礼，进餐时别人开玩笑，强喂一小块红烧肉于其口中，肉块外凉内热，咬后觉烫，心情紧张，欲吐反咽，入咽后觉肉块梗塞难下，自此滴水不能下咽，食物更不能进，随至县医院住院治疗。查血象正常，体温不高，诊断未能定，暂给注射青霉素等药及进行支持疗法。治疗 4 天无效，乃出院转我处求治。查其神情焦虑，语言自如而语声较低，饮食丝毫不能咽下，咽不红肿，不发热，二便尚利。患者平常体健，思想开朗，未发生过类似病情。脉细缓，舌淡红，苔薄白。因行动无力故乘车来诊。辨证属"卒噎"，缘误吞热物入咽，灼烫之后心情紧张，气机逆乱，滞塞不通，致咽下受阻。由于滴水不下，焦虑不安，忧思气结而气机愈为滞塞，故病情有增无已。此宜向患者说明病情，释其疑虑，争取主动配合治疗，治拟针灸疗法。取穴关冲以开窍闭；合谷、人迎（垂直缓缓进针，深 8 分，注意避开动脉血管）以宣通阳明气机。针刺用泻法，留针 20 分钟。同时给以支持疗法。

第一次针刺后患者即能徐徐咽下半汤匙水。次日复按前法针 1 次，针后又能咽下半汤匙水，但仍不能咽下食物。

4 月 20 日三诊，人迎穴改为普鲁卡因穴位封闭。施术后 1 小时多，病人忽觉咽中畅快欲食，即给稀米汤顺利饮尽，自此即能进食，但觉咽部和胸中有不适感，食量较病前略差。乃予疏调气机、清咽利膈之汤剂调理收功。处方：

柴胡 9g　白芍 12g　橘红 9g　薄荷 6g　桔梗 9g　诃子 9g　全瓜蒌 12g　甘草 4.5g　枳壳 9g

水煎服 6 剂。次年秋随访，自上次治愈后未遗有任何不适，体健如初。

本例为食道突受热物刺激引起局部痉挛，由于患者心情紧张，加之异物持续刺激而使痉挛成为持续状态所致。此等滴水难下的卒噎重证，临床尚属少见。当此之时，纵有妙药神汤，亦难施为。非别觅治疗途径不可。故熟虑之后，采用针灸疗法而获愈。倘医者仅谙内治，他法不通，若遇此等病人，奈之何？

王少华

罕见诸证当求本　遵经溯源责之肝

王少华（1929～　），江苏兴化市中医院主任医师

入房翌晨必头痛

周某，男，45 岁。1978 年 11 月 16 日初诊。

主诉：罹"乙肝"病已近一年半，近 8 个多月来，每次入房后，翌晨起必头痛，历时 1～3 日始定。询得痛势隐隐然若空，偶见掣痛。语声啾啾然。平昔眩晕，目涩，口燥咽干，甚则口苦，不多饮，掌心热，夜难入寐。舌偏红，苔薄黄，脉细数。证属下虚上实，风阳上扰。根据静香楼医案"欲阳之降，必滋其阴，徒事清凉无益也"之旨。方用加减一阴煎合左归饮出入。药用：

生地 15g　熟地 15g　石决明 15g　杭白芍 12g　甘枸杞 12g　山萸肉 10g　菟丝子 10g　夏枯草 10g　嫩钩藤 10g　地骨皮 10g　粉甘草 3g

连服 10 剂，后改用杞菊地黄丸，每早晚各服 10g，连服 2 个月。另外，每日用龟板、菟丝子各 10g，煎汤过口，作防治用。以后入房，即不再出现头痛。

本患者为"乙肝"病员，平素有眩晕、目干涩等肝阴

不足症状。当入房失精后，真水亏耗，无以涵木，肝体愈加失柔，阴不制阳，于是厥阳独亢。《素问·五脏生成篇》早有"头痛巅疾，下虚上实，过在足少阴，甚则入肾"的类似论述。论治方面，《景岳全书·头痛》篇指出："阴虚头痛……治宜壮水为主，当用滋阴八味煎、加减一阴煎、玉女煎之类主之"。为此，选用介宾方填下清上，平肝熄风潜阳。然后用杞菊地黄丸重治肝肾，作防患于未然计，以缓图之。复入龟板、菟丝子以生肾精，此《内经》"精不足者，补之以味"的具体运用。药证相对，症情一直稳定。

每逢仲春必咳嗽

戴某，男，36 岁。1988 年 3 月 11 日初诊。

7 载来每逢仲春必咳，今又发作 1 周，咳痰不爽，牵及两侧胁肋下作痛，今晨痰中夹血，色鲜红，咽干口燥而苦，胸闷气道不畅，易怒，时有太息。脉象弦数，舌红，苔薄白，中部薄黄。此肝咳也，由木火刑金而起，法当清肝凉营，润肺宁嗽，和络，仿费氏方。药用：

黛蛤散（包）12g　大麦冬 12g　铁石斛 12g　南沙参 12g　粉丹皮 10g　桑叶 10g　菊花 10g　黄郁金 10g　京川贝 6g　旋覆花（包）3g　广橘络 3g

上方服 3 剂后，痰血即止，咳嗽亦有所减，胁痛减轻过半，于上方去粉丹皮、石斛，加光杏仁（打碎）10g、枇杷叶（包）10g，较往年提前半月咳止而瘥。三诊时处方为黛蛤散 100g，嘱于翌年发作前半月每晚服 10g。

《素问·咳论》指出"肝咳之状，咳则两胁下痛，甚则不可以转"，此说与本例戴姓患者之症吻合，因而肝咳的诊断可以成立。至于 7 载来每值仲春必发，谅与春三月肝木当令有关。盖木气旺则易生火而成木火刑金之势，以致一方面既有胁痛、口苦、胸闷、易怒等肝木见证，一方面又有咳嗽痰红的肺金病变。考虑到肝病为本，肺病为标，治宜主以清肝，辅以润肺。因而方用《医醇賸义》治肝咳之丹清饮，合《卫生鸿宝》治肝火犯肺之黛蛤散，重用丹皮、青黛、桑叶、菊花之属以凉肝，麦冬、石斛、南北沙参、川贝之属以润肺，复入郁金、橘络、旋覆花等行气血、通经络为佐，则木火得平，肺燥得润，肺络得宁，于是诸恙相继消失。最后用黛蛤散于发作前半月服，以作杜根之计。后竟未再发作。

触怒急躁必睾丸痛

　　董某，男，39 岁。1988 年 7 月 28 日初诊。

　　身修而瘦，木型人也。急躁戕肝，木气怫郁，本经受阻，以致每触怒必两侧睾丸痛，痛甚于胀，按之并不坚硬，一若常人状，询得痛甚则窜及少腹，历时五七日方罢。口干苦，不多饮，二便自调。舌边红，苔薄白。证近 3 载，年必数发。拟寓柔于疏，且为通络，仿仲师四逆散加味。药用：

　　醋炒柴胡 5g　枳实片 10g　黄郁金 10g　川楝子 10g　粉丹皮 10g　宣木瓜 10g　橘核 10g　杭白芍 20g　甘枸杞 12g　旋覆花（布包）3g　粉甘草 3g

　　3 剂。2 个月后复诊，自述上药服 1 剂后，睾丸痛即减七分，2 剂后即止，故未复诊。4 日前又因急躁暴怒而两侧睾丸胀痛又起，嘱服原方 3 剂，并另处一方：

　　　醋炒柴胡 3g　旋覆花 30g　粉甘草 30g　杭白芍 100g
　枳实片 60g　川楝子 60g　宣木瓜 60g　橘核 60g

　　上药研极细末，水泛为丸，如梧桐子大，每晚服 10g，以后虽曾急躁，但睾丸痛叠次减轻，已无需服汤药。至 4 个月后，即便吵架而卵痛已不发作，共服丸药半年而瘥。

　　本例证候实属罕见。急躁为起病之因，是肝气为患可知。由于肝脉循少腹，络阴器，卵及少腹胀痛，按肝气郁于本经论治，无疑是可行的。考虑到"肝体阴而用阳"，且"气有余，便是火"，今患者既有多火之质，又有口苦症状及舌边红之体征，因而治法从柔肝体、疏肝用、清肝火、通肝络着手，再参合《素问·脏气法时论》"肝苦急，急食甘以缓之……肝欲散，急食辛以散之"的论述，方先四逆散加味。药用白芍、枸杞柔肝，甘草缓肝之急，且成"酸甘化阴"以养肝体；柴胡、郁金、川楝、枳实、橘核之辈以疏肝理气；旋覆花原系仲圣治肝着之主药，又入肺下气，俾主一身之气的肺气肃降有序，而肝气亦得以疏泄有常；再用丹皮清肝火，木瓜通肝络。药与证对，因而 1 剂即知，2 剂即已。后此方减味为丸，日 1 服，连续半年，果然收到防病之效。

"七七" 经崩后盲聋

　　唐某，女，49 岁。1981 年 8 月 29 日初诊。
　　年届"七七"，天癸该竭，地道将不通而经绝。今反经行之初，量多若崩者 7 月矣，色淡不鲜；经行 3 日后，量虽减而淋漓七八日始净，腹不痛而坠，尔后眩晕，神疲懒言，怯冷，面黄无华，心悸；进而目盲视物不清，两耳似聋失聪，动则汗出。脉象虚细，舌淡，苔薄白。证属肝肾亏虚，冲任之气不固，气不摄血使然。询知昨晨汛水适潮，刻在鸥张之际，姑为养肝肾，益气血，兼以摄血。方用景岳三阴煎合四乌鲗骨一藘茹丸加味：

　　　台参须 6g（另煎冲入）　大黄芪 10g　当归身 10g　炒茜草 10g　熟地黄 20g　乌贼骨 20g　杭白芍 15g　山萸肉 12g　炒枣仁 12g　炮姜 15g　炙甘草 3g

　　3 剂。复诊时知此次经量已减少，且 4 日即净，未出现目盲、耳聋等症状，前方去炮姜，加菟丝子 12g，3 剂。9～10 月间，经前期 1 周服十全大补丸 120g，每日 3 次，每次 6g；经行期仍服；经后期晨服两仪膏一调羹，晚服六味地黄丸 10g。此后，症情稳定，遂停药，盲聋症未再发生。

　　"女子以肝为先天"，今"七七"之年，经行若崩者已 7 月。据证而论，其为先天肝肾与冲任气血久衰，自不待言。本次患者求医目的，主要在于目盲、耳聋二症。其中目为肝窍，《素问·五脏生成篇》谓"肝受血而能视"，今经量过多，肝失所藏，无以滋濡其外窍，故目盲不可以视一症，尚可理解。至于耳聋病变，除年已半百、肾气虚衰无以温煦其外窍而致聋外，与肝病变有一定关系。因为肝病则子盗母气，且精血同源，肝血不足，必然仰于肾精之供给，使肾精耗损太过而失聪，此其一；其二，《素问·脏气法时论》云："肝病者……虚则目𥆞𥆞无所见，耳无所闻。"

似此经验之谈，诚属可贵。于此可见，本例耳聋，与肝血、肾精不足以濡之、肾气不足以煦之有关。为此，在制订治疗方案时，一则用景岳三阴煎，从先后二天肝肾脾着手，补养气血，同时参入山萸以重养厥阴之力，复入《内经》四乌鲗骨一蘆茹丸以治奇经。复诊时加菟丝子助熟地黄以填肾精。奏效后又以六味地黄丸合两仪膏作防病之用，疗效较为满意。

薛　盟

滥用慓悍，奇病终成不治
巧使轻灵，难症亦可回春

薛盟（1917～　），浙江省中医药研究院主任医师

凡百病之生，莫不由于阴阳气血失调而致机体功能紊乱，其所表现的证候，则又因缺乏一定的规律可循，或寒热夹杂，虚实互见，甚至形成若干假象，虚者类实，热者似寒，此时如不仔细识证，极易误治和失治。尤其是奇证怪病，大抵属罕见病例，其病因病机，必有正反两方面的矛盾，而且病势急，恙根深，症状复杂，在治疗上无常法可依。因此，应当发扬中医的特色，按照治病求本的原则，重视整体观念，以辨证为基础，结合辨病为依据，抓住主证，兼顾一般，临床即可操胜算。否则，对此类非常见病证，在未作确实诊断以前，心中无数，意存侥幸，当补者不补，当泻者不泻，势必使病情增剧。甚或有人偏嗜标新立异，误认为重证当前，非出奇制胜不为功，弃轻可去实之法于不顾，一味采用慓悍力猛的药物，难免动手便错，鲜能取效于十一。然奇证虽属疑难杂病，只要方药中的，亦并非不治之症。兹撷拾2例，以示一斑。

眼、下颌、喉三肌痉挛症

古代中医文献，凡涉及神经系统，包括经络肌肉各部分疾患，通常多归属于内风范畴。若按症状表现分型，基本上每与痉、厥、痿、热、虚、痰、瘀相联系。《内经》说："诸风掉眩，皆属于肝。"又所言诸厥，实指虚风内动之象。《金匮要略》列痉湿暍篇，痉居其首，不论其为刚为柔，均意味着经脉挛急之意。中医内科理论，对脑系及经络组织，从生理或病理方面的分析讨论，过嫌简略，使人在认识上比较模糊。肝司风木，为少气多血之经，肝主筋，故除主宰血脉运营外，还代表神经活动的功能。当肝亢血虚时，必先伤脾，所以善治经脉肌肉之证者，应求之于肝脾，方为正法。古人有"治风先治血，血行风自灭"之说，值得探讨。三肌痉挛症，是以眼肌无力下垂，面肌拘急，下颌肌力异常，妨碍食物咀嚼吞咽，以及喉肌痉挛，上腭肌充血肿痛，失语等为主要指征，三者常同时合并发作，此症西医诊断为"曼求氏病"，这是一个综合征，既不同于单纯的神经系统疾患，更难排除全身性正虚邪实的病因。临证时，需考虑本病的特殊表现，即似痉非痉，似痿非痿，观察与其他病变有何异同之处，对照重症肌无力、面瘫、三叉神经痛、喉痹等认真加以鉴别。

董某，女，53岁，某厂职工。

于1966年2月间发病，病初自感目系急，多泪，下颌肌开合困难，口角流涎，咽喉焮赤作痛，有异物感，进食吞咽受阻，全身四肢痿软无力，懒于行动，渐至彻夜不寐，

头眩，巅顶如虫行，耳鸣不已，面肌拘急，指节麻木等症
状。经多方求医，有认为系中风后遗症、脑肿瘤或更年期
综合征，莫衷一是。通过脑电图、CT 以血常规检查，均未
发现异常。于是中西药杂投，针灸并用，不仅毫无起色，病
情反日趋发展，出现双侧目睑下垂，终日闭不能睁，面颊
拘急，饮食吞咽困难，无法下咽。继则声带功能几乎完全
丧失，虽稍能发音，却一语莫辨，仅以手势示意，舌根僵
硬，无力转掉，舌边糜烂，口干思饮，体力益呈不支。由
于病况增重，不得已赴沪某部队医院转诊。经若干医学专
家会诊，一致认定为"曼求氏病"（即三肌痉挛症）。后因
患者本人不愿住院治疗，乃返回来我处中医门诊。察视其
脉象迟涩，按之沉弦有力，舌质绛、苔根腻。证属阳明脉
虚，肝风内动。胃失津液之濡养，则机关不利，阳气泄越
无制，必成痉厥。治宜轻柔熄风，甘温养胃，俾肝之体用
协调，舍此别无途径。处方：

生黄芪 60g　党参 45g　天麻 10g　钩藤 10g　僵蚕
10g　莪术 10g　麦冬 10g　羚羊角粉 3g（分吞）　制全蝎
3g　玄参 15g　北沙参 15g　石菖蒲 9g　秦艽 9g　玉蝴蝶
9g

服 10 剂。药后双目已渐睁大，但为时较短，旋即瞑闭，
眼球有酸胀感。咀嚼吞咽亦有改善，讲话依然不清，仍从
益气柔肝解痉入手，守方不变，并随时以肉桂、川连、芍
药、枣仁、天冬、鲜淡竹沥、柿霜、玉竹、山药等品参酌
其间。先后共治 2 月余，目睑能启闭如常，为锻炼舌肌与
发音，晨起每日坚持唱歌半小时，不久语音即逐渐清朗，以

后诸恙平复，饮食睡眠均佳。2 年后随访，体质健康，未见反复。

多发性肌炎

多发性肌炎，现代医学列为结缔组织疾病，约半数以上为中老年女性患者，发病前每由侵犯皮肤及肌肉开始，全身进行性消瘦，不规则的发热长期稽留不退。本病可影响各部器官组织受病，而产生一系列症状，错综复杂，严重者肌肉萎缩，肢体瘫痪，不能翻身活动，多系统受累。中医无确切病名，按其症候群辨析，与痿证颇相类似。《素问·痿论篇》曾有脉痿、筋痿、肉痿、骨痿的记载。又指出"肺热叶焦，则生痿躄"，以及"湿热不攘，大筋软短，小筋弛长，软短为拘，弛长为痿"。这些都说明体虚湿热入络是构成发病的因素。因属罕见重证，诊断和治疗较为棘手。

陈某，女，71 岁，退休教师。1988 年 10 月 12 日初诊。

患者于 2 个月前起自觉全身疲乏，不思饮食，继而出现 41℃高热不退，咳嗽气急多痰，频发室性早搏，经收住某省级医院诊治，病情未见好转，体重由 49kg 降至 30kg，渐呈全身瘫痪、肌肉萎缩及吞咽肌痉挛，淋巴肿大。诊断除胆囊炎胆石症外，本病结论为多发性肌炎（恶性肿瘤待排），曾用多种抗生素、先锋霉素、激素等，均罔效，1 月后出院。其时体温已转为低热，上下午起伏无定。大便干结，数日未解。实验室指标：血液检查：血沉降率 163mm/小时；肌酸磷酸激酶 525U；乳酸脱氢酶 1002U；谷丙转氨酶 117U；尿肌酸 3828mg/24h。

　　病人出院后，因体质虚羸已极，无力转侧活动，邀我出诊。察舌呈灰黑苔，质淡，脉沉细涩。法本"热淫风消，治以甘寒"之旨，同时又不忘清热祛邪、扶正固本。药用：

　　生黄芪 45g　土茯苓 30g　蛇舌草 30g　天冬 10g　麦冬 10g　姜半夏 10g　丹参 15g　全瓜蒌 15g　三叶青 15g　北沙参 15g　鱼腥草 15g　鸭跖草 15g

　　初诊当晚，曾出现咳甚痰壅，气上冲咽，几至窒息虚脱，服第一剂药后，即转危为安。后连续服 20 余剂，痰咳气逆顿减，热退身安。继在益气养阴基础上，加入活血通络之品如秦艽、当归、赤芍、白芍、地龙、炮甲片、大活络丹等，最后以益肾健脾药调治巩固。治疗期间，复查 6 项病理指标亦转正常。目前患者已起床行走，能自行料理生活。

肖永林

治郁勿尽顺气　疗斑当分实虚

肖永林（1939～　），长春中医学院教授

沉睡难醒一月余

患者刘某，女，48 岁，吉林省怀德县人。1982 年 4 月 12 日初诊。

该患者因女儿的婚事不遂心而郁怒，送走女儿之后，便一睡不起。至来诊时，已 1 个半月。在此期间，除大、小便之外，一直沉睡，吃饭时被他人唤醒，不过片刻，碗筷便脱手落下而睡去。虽经医治，未见好转，举家惊惶，而来长春就医。当唤醒患者为其诊病时，见其睡眼难睁，睡意未消。询其有何不适？回答全身无力，疲倦异常，不饥不渴，胸不闷，胁不胀，脘腹无痞满之感，只是想睡觉。话犹未尽，又已睡着。查其舌质淡润，脉弱无力。从临床来看，一般是失眠不寐者多，而多眠嗜睡者少，如本患者之沉睡长达 1 个半月之久者，更属少见。

多眠与失眠，病情相反。"阳盛阴虚，则昼夜不得卧；阴盛阳虚，则嗜卧不欲起"。可见，多眠之证，为阳气虚弱，不能振奋精神而成。观脾气虚者，多倦怠嗜卧，谷劳病之

食后即睡者，乃由胃气虚衰使然，更可证明。况其脉证，皆系一派气虚之象，并无邪实有余之征。既为阳气虚弱，当以补益为法。用补中益气汤加生麦芽、菖蒲。其方为：

党参 15g　生黄芪 20g　白术 15g　升麻 10g　柴胡 10g　当归 15g　甘草 10g　陈皮 15g　石菖蒲 15g　生麦芽 15g（分 3 次冲服）

此方取补中益气汤补中气而升清阳。加生麦芽，一取其"升发之气，能助胃气上行而资运化"（《本草求真》），二取其"为补助脾胃药之辅佐品。若与参、术、芪并用，能运化其补益之力，不作胀满"（《医学衷中参西录》）。此患者长期沉睡，中气运转之力必然虚滞，补中益气汤中虽有陈皮，恐其力弱，故加生麦芽，使脾胃之气运转而不滞，则元气渐昌。气旺则神全，而神机自运。用菖蒲者，因其辛温芳香，补心气而醒神明，以助神机之运转。况其辛香之性，又能调畅脾胃之气而运化补药之药力。用药 3 剂后，至第四日复诊时，已能 4 个小时左右不睡了。效不更方，况补益之剂既已奏效，便宜继进。又服药 3 剂，至第八日时，已能每日七八个小时不睡了。看来药证相符，已属无异。按原方继投 6 剂，又用补中益气丸、人参健脾丸各 5 盒，嘱其在服完汤剂后继服。病人日见好转，1 个月后，已能料理家务，并做些农活。

此证之始，本来是由于情志不舒，郁怒而成，当属郁证范畴，以理气解郁为法。为何此证之治疗，却以补益升举为主？盖郁怒一证，有实有虚，不可统以实论而尽施以解郁顺气之法。由郁证既久，"木邪克土，损在脾矣"，又加以日夜操劳，耗伤元气，故其临床表现，毫无气逆之实证，而仅存一派气馁神惫之虚象。故在治疗时，采用补中益气之法，是符合"初病而气结为滞者，宜顺宜开；久病而损及中气者，宜修宜补"（《景岳全书·郁证》）的原则的，所以才取得了比较满意的效果。

发斑进食则便血

李某，男，24 岁，农民，吉林省双阳县人。

1980 年 7 月初，因腹痛、便血、发斑而入某医院，诊为过敏性紫癜。予犀角地黄汤与激素治疗。1 剂药后，当晚便全身不适，腹部拘急冷痛，便血增加，前额角出现一约鸭蛋大的肿块，疼痛质软，有波动感，呼吸急促，几至不支。胸透示两肋膈角变钝，有少量液体。由于病情急剧变化，患者家属要求出院求他医治疗。经其姐（我学院教师）介绍，求为诊治。

患者形体消瘦，面色苍白，口唇淡润，舌淡胖无华，苔白薄而润，脉弦缓无力，四肢内侧有密集的紫斑，腹部拘急冷痛，便血，食不得入，食入则腹痛便血，口干喜热饮食。患者精神尚好，虽值盛夏，仍穿长袖衣裤，稍一暴露着风，斑疹马上增加。询其既往，自幼食少，便溏，形瘦乏力。本次发病，因食冰棍数枚，旋即腹痛、泄泻，便物色黑如柏油。继而发现上、下肢内侧有斑点密布。患者自起病，并无发热、口渴饮冷、心烦、尿赤等症。原无热证而投寒凉，无怪乎病情剧变。本属脾虚之质，重被寒凉所伤，致使中阳虚馁，统摄无权，而腹痛、便血、发斑更甚。

其他诸症，亦无非脾气虚衰，或血不归经，或水液泛溢所致。一派虚寒，已属无疑，拟用补益中气、温经止血法。以黄土汤与归脾汤二方加减。处方：

　　黄芪 15g　党参 15g　白术 15g　当归 15g　白芍 15g　艾炭 10g　炮姜 5g　炙甘草 5g　木香 5g　阿胶 15g（分次烊化）

　　服药后，觉腹中温暖舒缓。2 剂后，腹痛、便血、发斑均明显减轻。药已对症，效不更方。前后共服 12 剂而愈。因其素体脾胃虚寒，嘱其常服人参健脾丸，以善后。数年来，病未复发，体质也健于病前。

　　发斑、失血一症，最不可混者，为实热与虚寒之证。实热者，多责之阳明胃腑毒火燥热，迫于血分而妄行离经；虚寒者，多因于太阴脾脏气虚而寒，失于统摄而泛溢奔逸。实热者，必有热症热脉可据；虚寒者，必有虚象寒征可凭。实热者，多见于外感热病；虚寒者，多发于内伤虚损。实热者，治当清胃泻热而凉血，药宜寒凉；虚寒者，法应补脾益气而温经，药须温暖。

　　此患者既无发热、烦躁、口渴喜冷饮、尿赤、便结之热症，又无舌绛苔黄、脉洪滑数之热象。况起病因于寒凉，且腹冷拘急而痛，便溏，不欲见风冷，舌淡无华，脉弦缓无力，纯系一派虚寒之征。证属虚寒，又投凉药，何异于雪上覆霜？使几微之阳气，一蹶不振。是以患者服药后，症情剧增，几至不支。《明医指掌》说"内伤发斑……不可妄施凉药"，"阴证发斑，若误作热证而妄用清凉，危殆立至"，确为不灭之论。

此患者脾阳素虚，中气不足。时值盛夏，人身之阳气，先因暑热而泄于外，继被寒凉而伤于中，是以脾阳式微，不能统血而见发斑、便血。复被寒药重伤，使重证变危。因而在治疗时，既要补益脾气之虚，又需温煦中焦之寒。方中除用甘温补中之参、芪、术、草外，又用纯阳香燥、守而不走之艾炭、炮姜，既暖中焦之寒，又能温经止血。故患者服药后，先觉腹中温暖舒缓，拘急疼痛（因寒而致）顿减。随之便血、发斑也明显减轻。是为寒邪渐去，中阳渐复，脾气渐充，气能统血之佳象。可见，由于辨证不同，一药之差，而功过立见。

彭履祥

治愈奇病唯辨证　巧用名方施妙法

彭履祥（1909～1982），原成都中医药大学教授

医者临证，每于平中见奇，奇中见平。彭老先生临证多年，擅审证求因，掌握病机，故常以平常之方药，治愈疑难重症，亦每用奇方，顿起积年之疴。此载数则验案，冀读者能从中受到裨益。

寒痰头痛 6 年

周某，男，42 岁，农民。1974 年 10 月 28 日因头痛 6 年来诊。

自述于 14 年前右踝关节肿大酸痛，受冷后肿痛更甚。从 1986 年 3 月始，出现阵发性左侧头痛，曾在成都某医院诊为"脑震荡后遗症"、"高血压"，屡用中西药治疗无效。近几年来，疼痛逐渐由左侧蔓延到整个头部，轻轻敲打或热熨可暂时缓解，稍触风冷，疼痛复作。虽系炎夏，亦需头巾重重包裹，不得须臾揭去。平时常有眩晕、肢倦乏力、形寒怯冷、多梦易醒、鼻塞不闻香臭、口淡无味等症。察其面色晦暗淡黄，右踝关节肿大变形，舌紫黯、苔白而滑，脉象沉弦，右大于左。前医曾断为肾阳亏虚，投以温补之

剂而未效。此病系由外感寒湿，留滞经脉，日久不去，聚而为痰，随气升降所致。故从寒痰头痛论治，以散寒祛痰之青州白丸子煎服。方用：

　　　白附子 12g　制南星 12g　制川乌 15g　法半夏 15g

　　服 6 剂。11 月 12 日复诊，头痛大减，夜卧揭去头巾，其痛未作，踝痛减轻，鼻可辨香臭。病有好转，嘱前方再服 3 剂。11 月 15 日再诊，头痛消失，睡眠及食欲恢复正常。惟踝关节变形如故，但已不痛。改用星附二陈汤加薏仁调服，巩固疗效。1975 年 6 月随访，病未复发，已能胜任重体力劳动。

　　该病者头部冷痛，踝关节肿痛变形，经年不愈，且有形寒肢冷，类似肾阳亏虚之象。但投以温补之剂不效，病程虽久而形体未显大衰，实非阳虚之证，乃寒痰留滞经隧，清阳不升，浊阴反而上逆，闭阻经脉，形成寒痰头痛。寒痰上下走注，上冒清阳则头痛眩晕，下注足胫则踝骨冷痛。得温熨叩击，阳气暂通，其痛稍缓；痰饮复聚，疼痛再作。痰饮阻隔，阳气不能达于四肢，则手足厥冷。肺脾之气失于升降，则鼻塞不利。中下二焦阳气不足，则见肢倦乏力，卧不得安。病邪久留，根深蒂固，决非一般散寒祛痰之药所能奏效，故选用《局方》青州白丸子。此方药虽不多，但力量峻猛。其中川乌与半夏同用，取其相反之性，直达病所，因此收到理想的效果。若非寒痰痼疾，不得轻率妄用，以免发生事故。后用星附二陈汤，既除其经隧中未净之痰，又调理脾胃，杜绝生痰之源。

外寒内热 6 年

文某，女，63 岁。因全身畏寒、胸腹灼热 6 年就诊。

自述 1970 年始畏寒怯冷，冬日需重衣厚被，闭户塞牖，向火取暖；夏日戴棉帽再围头巾，脚穿长袜，身着绒衣，避风独处。身虽畏寒，胸腹却灼热如火燎，恣食冷饮冰块，否则口燥咽痛，鼻塞不利，呼吸闷塞。起病以来，即觉纳呆气短，四肢厥逆，口唇发紫，项背强痛。历经省市医院检查，疑为"风心病"、"高血压"、"脉管炎"。屡用中西药治疗不效。于 1976 年 7 月 26 日，由亲友介绍，专程来诊治。察其舌质正常、苔厚略腻，脉沉滑。据脉症分析，属寒饮留伏经隧，阻遏阳气外达，成为外寒内热之伏饮，故以阳和汤祛寒痰而通阳。方用：

麻黄 3g　桂枝 10g　白芥子 10g　熟地 12g　鹿角霜 30g　炮姜 5g

将方带回，旁人见是治阴疽之阳和汤，劝其不宜轻用。但家属虑其久治不效，此方特异，不妨小量试服，以观病情变化。初饮一小杯，无任何不适。再服一大杯，便觉口燥咽痛、身寒等症减轻。于是守服 6 剂，各症消失。

此证外寒内热达 6 年之久，屡治不效，又无其他恶候，故以怪病多痰考虑。以寒饮阻滞经脉，留伏经隧，郁遏营卫之气，不得敷布外达、营灌全身，迫使气血内郁，故见外寒内热之证。徒用苦寒清里，外寒反甚，愈使营卫郁滞，水津不布，聚而生痰，加重病情；若用辛温散寒，则胸腹灼热，不得下咽。故在通阳清里相互妨碍之际，选用通阳祛痰之法，使痰饮下行，营卫畅通。阳和汤虽是治阴疽专方，其主要功用在于温经散寒、涤饮通阳，与本证相宜。故服药 6 剂，一切寒热症状消失。

舌上痰瘤速生

曾某，女，62 岁，农民。

自述 18 天前，因小孙失足落水溺死、儿媳交谪不快，不食不饥，卧床饮泣 2 日之后，出现右胸痞闷，时有热气上冲，咽干口燥，舌强痛，左侧起一小结。第四日即往当地医院诊治。诊为口腔炎症，服"消炎药"病反加重。舌上小结逐日长大，扪之略硬，舌强不灵，有时掣痛，痛引耳中、眼及前额，身倦乏力，心烦易怒。情志苦恼时，诸症加重。经内、外、五官等科检查，诊为"舌癌"。因不宜手术，劝服中药。于 1976 年 5 月 18 日来诊。病者极度悲观，自认去死不远。面色淡黄，语声低微，舌红苔黄厚腻，脉弦缓，舌左侧肿块约 1.5cm×1cm×1cm，质硬而痛，将舌挤压，向右歪斜。据病因及脉症分析，证属气郁湿滞，治当行气开郁、疏肝理脾。选用越鞠丸加减：

香附 12g　薏米 12g　淡竹叶 12g　麦冬 12g　藿香 12g　川芎 6g　黄连 6g　山栀子 10g　法半夏 10g　乌梅 10g　建曲 15g　麦芽 24g

5 月 22 日复诊，服药 4 剂，舌上肿块缩小，余症显著减轻。惟舌苔、脉象仍旧。病虽有好转，但湿郁气结，尚未完全解除，嘱守服原方。至 11 剂，诸症消失，肿块减少一半。考虑年老病久，气血亏虚，治宜补益气血，佐以健脾渗湿。方用：

党参 12g　枸杞 12g　刺蒺藜 12g　茯苓 12g　黄芪 24g　当归 6g　白芍 10g　小茴香 10g　薏仁 10g　大枣 15g。

8月 19日因手腕"腱鞘囊肿"来诊，云其服上方 10剂余，病愈药停，无任何不适。察其舌上肿块消失，未见痕迹。

舌上肿块，发展迅速，当属恶候。究其起病原因，为情志忧郁所致。故以郁病论治，用丹溪越鞠丸加减。郁解之后，即宗《内经》"大积大聚，其可犯也，衰其大半而止"之旨，结合年老气血虚衰的特点，改用补益气血、健脾除湿之法，以扶正祛邪收功。可见治疑难证，必须审证求因，辨证施治。只要辨证准确，用药得当，常可收效。

气　　厥

张某，女，30岁，干部。因晕厥 3年余，加重 9个月来诊。

自述于 1974年秋患"钩端螺旋体病"后，血红蛋白降至 8.9%。从 1975年元月起，经常眩晕，头脑空痛，神志恍惚，胸闷，心烦易怒，情绪苦闷不解，多梦易醒，畏寒怯冷，重被不温，腰酸痛。不思食，偶吃油腻和水果，大便即溏泻。小便余沥不尽，夜尿频繁而量多。月经量少，血色淡白，两天即净。小腹清冷，绞痛，甚则口唇青紫，月经来则腹痛缓解。每遇嘈杂和生气之后，气短不续，心慌悬悸难忍，头目眩晕，天旋地转，瞬息之间昏仆倒地，全身振栗。轻则神志清醒，但不能言；重则不省人事。注射"镇静剂"10分钟左右便可苏醒。惟项强，腰脊坠胀疼痛，手足麻木厥冷，约1个月或1周发作1次。近9个月来，病情加重，几乎每日昏倒，不能坚持工作，甚至生活亦难自理，病休已达9个月。先后经省市9所医院多方检查，未得出结论。多诊为"神经官能症"或"植物神经功能紊乱"，屡药不效。1978年9月18日来诊时前症俱在，察其面色暗黄，情绪悲观，少气懒言。舌质淡，苔薄白，脉沉细缓，两尺尤弱。根据上述病情，认为病久精血亏虚，阴阳之气不相顺接，清气下陷，浊气上逆，成为"气厥"。治当补益脾肾，投以补中益气汤加固肾之药：

党参12g　白芍12g　菟丝子12g　茯苓12g　炒白术10g　陈皮10g　柴胡10g　黄芪24g　当归6g　升麻6g　甘草3g　杜仲15g

9月25日复诊，服药6剂，睡眠好转，症状减轻，惟食欲较差。原方去升、柴，防其过升；加藿香、砂仁各10g，宽中和胃；补骨脂12g，增强温肾之力。

9月28日再诊，服上方2剂，腰痛好转，睡眠及食欲俱有增加。上方去藿香、陈皮、甘草再服。

10月5日4诊，上方已服6剂，近1个月来晕厥未发生。仍按前法，药味略为调整：

党参12g　熟地12g　枸杞12g　熟附片12g　茯苓12g　补骨脂12g　白芍12g　菟丝子12g　杜仲12g　黄芪24g　山药18g　大枣15g　当归6g

1974年元月24日，乘出差之便再次来诊云：上方守服

40剂余，头痛胸闷及腰痛消失，月经量增多，已经坚持全天工作，偶觉头昏食少。察其舌质淡红、苔薄白，脉沉缓，尺仍弱。病势虽有好转，气血尚未恢复正常。仿郑钦安当归补血汤予之，以养血调肝，益气和中。服药3剂，食欲正常，继用填补精血、温养奇经之法。处方：

党参18g　当归身10g　黄芪30g　熟附片15g　白芍15g　枸杞15g　补骨脂12g　菟丝子12g　桑螵蛸12g

用猪胫骨1500g合药炖服，3天1剂，日服鹿茸粉1.5g、红参末1g，以20天为1疗程。

2月15日来诊云：因经济条件限制，上药仅炖服2剂，服鹿茸10g、红参5g，自觉睡眠、精神大有好转，白带减少。后以常服方药，带回煎服：

党参18g　山药18g　黄芪30g　补骨脂12g　菟丝子12g　桑螵蛸10g　当归10g　熟地10g　熟附片15g　大枣24g

11月2日来信告知，服上方40剂余，各症消失，坚持全班工作。

张景岳云："《伤寒》之厥，辨在邪气，故寒厥宜温，热厥可攻也；《内经》之厥，重在元气，故热厥当补阴，寒厥当补阳也。二者之治，不可不察。"张氏之论，言简意赅，抓住了治厥之关键。后世医家扩大了厥证范围，有从病因而论者，有根据症状命名者。临床上则以气、血、痰、食、蛔、秽等厥较为常见。此病起于"钩端螺旋体病"，伤损气血之后，中气未复，食少运迟，气血生化不足，营卫空虚，因而内不能营灌五脏六腑，外不得温养四肢百骸，出现一派血气亏虚、阴阳之气不相顺接之症。肝失精血滋养，相火易动，故心烦易怒。怒则气逆，血之与气并走于上，致使心神不宁，心主不明，因此气短不续、心中悬悸、怔忡、头目昏眩、突然倒仆等症随之发作。此证根据所现舌脉及症状，证明气血亏虚是其本，本虚不复，故经年不愈。治疗时总不离乎培补气血、填补肾精。先以补中益气汤加益肾之品，扶中安肾。待中气恢复、食欲增加之后，则重用填精益肾之品。故于方中加入参、茸、猪骨髓，取血肉有情之物，补益精血之力强，收效亦捷。

泻 后 目 暗

彭某，男，28岁，军人。因反复腹泻目暗就诊。

自述于1965年秋，因食生冷，突然泄泻腹痛，里急后重，滞下脓血，经治好转，不愿服药而停治。后饮食稍有不慎，即腹痛大便溏泻，带有白涎。检查大便发现少许脓细胞和红细胞，服黄连素、痢特灵等药，痛泻好转。自恃身体强壮，不愿继续治疗。以后腹痛便溏休作无常。1973年夏，自觉左眼视物出现圆形阴影，昏蒙不清。1月之内视力由1.5降至0.1。至某军队医院检查，诊为"中心性复视"出院。1975年7月，腹泻再作，服药2个月，病无好转，请假返成都来我院诊治。检查视力0.6，诊断同前。10月5日即到成都某军队医院住院医治，给服"养阴清热，活血祛瘀"中药半月，食欲更减，腹痛加剧，腹泻每日达4次以上，并感身软乏力，行动艰难，视物愈模糊。10月20日，某医嘱来我处会诊。察其左目外无异常，面色淡黄，苔白，脉沉缓。综观脉症，认为系腹泻日久，脾胃气阴两伤，气血生化不足，肝失血养，因而目暗不明。酸甘化阴与辛甘化阳之法合用，仿人参乌梅汤：

党参 15g　莲子 15g　山药 15g　乌梅 12g　木瓜 12g　炮姜 12g　白芍 12g　生地 10g　甘草 6g　黄连 3g　牡蛎 30g

服药 4 剂，腹痛消失，大便恢复正常。虑其病久反复，嘱前方守服 10 剂，视物渐觉清楚。以后每次复诊，均根据病情，在上方中仅加减一二味。如食少脘胀，去山药、甘草，加山楂、建曲、鸡内金，以运脾和中；夜寐多梦加珍珠母、制首乌调肝养血；口渴舌赤去炮姜，加麦冬、石斛，益胃生津；头痛目胀，加石决明、菊花清热平肝；尿黄加茯苓、车前草之类。上方共服 30 剂余，医治月余，视力恢复到 1.5 出院。1980 年 3 月随访，腹泻未作，视力保持 1.5。

目暗一证，即中医所谓之"视瞻昏渺"证。目睛外观正常，惟视力减退，眼前阴影一片，视物昏蒙，日久失治，可至青盲。此类眼病一般常从肝肾精血不足考虑，治疗多侧重补益肝肾，如地黄丸或肾气丸、右归丸等。该患者腹泻反复发作，数年不愈，病情加重后出现目暗，说明腹泻为因，目暗为果。脾胃气虚，水谷失于摄纳，不得化生气血，五脏六腑之精血不能上注于目，因而出现目暗。以人参乌梅汤加减，既可缓中益气，又可调肝养血。故守服此方腹痛泻消失，视力恢复。可见治疗局部病变，必须从整体考虑，方可取效。

（彭介寿　何国坚　整理）

杨少山

怪病从痰论治

杨少山（1923～　　），杭州市中医院主任医师

怪病，疑难杂症之谓也。怪病多与痰相关，故中医有"顽痰怪症"之说。本文所列三案，虽无外见之痰症，但杨老先生抓住胸闷、肢重、肢麻、苔腻、脉滑等，来确定疾病的辨证，此为临床辨证之关键。

祛痰是治疗疑难病症的重要原则之一，合理选用化痰药，又是取得疗效的关键。用痫症镇心丸，乃取其祛痰开窍、清心安神之功。方中胆星、牛黄清化痰热；远志、石菖蒲祛痰开窍，以苏醒神志；犀角、黄连、枣仁、麦冬、茯苓清心安神，以定心神；更配合朱砂清肝熄风，以止抽搐。诸药配合，以治痰热蒙蔽心窍引起的癫痫、神志不宁、四肢抽搐等症。通过汤药配伍，不仅扩大其适应范围，而且更能增强化痰宁心的效果。

脑　萎　缩

范某，男，38岁，干部，门诊号2026。

于1977年9月撞伤头部，1年后因走路不稳、精神淡漠、记忆力下降、讲话语无伦次而病休5年。在上海多家

医院住院检查：脑电图中度异常，电子计算机扫描为先天性脑发育不全，并脑室穿通畸形。诊断：脑萎缩。经治 3 年，症状未见改善。1982 年 12 月 27 日初诊：头昏胀痛，胸闷，表情呆钝，神思迷惘，腰酸，有时小便不能自制，脉弦滑，舌质红，苔薄腻。证属肝肾不足，痰热上蒙。先拟清热化痰、养阴平肝：

　　陈胆星 9g　竹沥半夏 9g　石菖蒲 9g　广郁金 9g　黄芩 9g　钩藤 15g　枸杞子 12g　化橘红 6g　炒远志 6g 生甘草 6g

　　另配痫症镇心丹 10 颗，每日 1 颗化服。

　　10 剂后，精神渐振，头昏减轻，但出现手抖，前方加僵蚕 9g、小麦 30g，连服 30 剂余，小便已能控制，手抖亦除，两目有神，语词清楚正常，上班能胜任文书工作，复查脑电图正常。续以杞菊地黄丸加痫症镇心丹巩固。

　　停药 2 年，于 1984 年 12 月 5 日来诊。2 日前出现左手抽搐，伴口干、寐差，脉弦滑，苔薄腻，舌质红。此因阴虚阳亢，痰热内蕴。拟平肝潜阳、化痰清热：

　　明天麻 6g　炒远志 6g　钩藤 15g　石决明 30g　牡蛎 30g　夜交藤 30g　淮小麦 30g　炒僵蚕 9g　陈胆星 9g

　　另配痫症镇心丹 7 颗，每日 1 颗化服。

　　上方服完 4 剂，抽搐停止，口干不寐好转，脉弦滑，舌质红，苔薄。前方去夜交藤，加杞子 12g，7 剂善后。

　　脑萎缩属中医癫证范畴。患者多见头昏胀痛、腰酸、小便失禁等肾虚不足之症。肾藏精，生髓，通脑。肾精不足，则脑力衰退；阴虚火炽，炼液成痰，痰浊上蒙，则出现表情呆滞，神思迷惘。本病阴虚是本，痰浊是标，神志不清不可以固本，先宜治痰入手，俟痰浊渐化，病势渐衰，再增入养阴、滋补肝肾药。治后脑电图恢复正常。

强迫性神经症

李某，男，40岁，工程师。

心悸、失眠、胸闷、腹胀、焦虑多疑、坐立不安已4年。北京精神病研究所诊为"强迫性神经症"。多方治疗不见效果，专程从北京来杭求诊。1984年9月22日初诊：心悸，胸闷不舒，多思善感，坐卧不宁，记忆力衰退，脉弦滑，舌质红，苔薄腻黄。证属痰火扰心。拟清热化痰，安神宁心。

川连3g　枣仁12g　麦冬12g　广郁金9g　石菖蒲9g　炒竹茹9g　炒远志6g　橘络6g　生甘草6g

另配痫症镇心丹7颗，每日1颗化服。

7剂后，心悸减轻，睡眠好转，记忆力恢复，胸闷如前。上方加瓜蒌皮9g，再7剂，胸闷已舒，心烦不宁已除，头昏乏力，脉弦细，舌红苔薄。前方加太子参12g、龙骨12g。又14剂后，心烦、心悸消失。宗上方巩固治疗2个月，回京工作。

强迫性神经症属中医惊悸、怔忡范畴。多思善感、心悸，乃痰热上扰、心神不宁之故。治用清热化痰，痰热清而病去神安。

手足搐搦症

钱某，女，57岁，退休工人。

手足搐搦反复发作半月,每天发作半小时至 1 小时。发作时,肘、腕及掌关节屈曲,手指关节伸直,大拇指内收,两足趾屈曲,手足发麻,疼痛。发作后神经科检查:神清,颅神经(一),眼底视盘模糊,肌力Ⅱ级,无病理反射。12年前曾有类似发作,手足抽搐持续 3 个月,西医拟诊为手足搐搦症,因患者惧怕抽血,没有深入检查,经用化痰法治愈。本次发病,手足抽搐,头昏头胀,口苦,大便干结。脉弦滑,舌质红,苔薄腻。证属痰热闭阻筋脉。拟清热化痰,佐以平肝熄风。

陈胆星 6g　石菖蒲 6g　枸杞子 12g　杭白芍 12g　炒天虫 9g　郁金 9g　丝瓜络 9g　小麦 30g　石决明 20g钩藤 15g

另配痫症镇心丸 7 颗,每日 1 颗化服。

7 剂后,抽搐减轻,每天发作 5～10 分钟,头昏心慌转好。宗前方 7 剂,5 天未抽搐,大便干结,脉弦滑,舌质红,苔薄腻黄。前方加全瓜蒌 12g、火麻仁 9g,7 剂而愈。

更年期女性,肝肾不足,脾胃虚弱,水谷之湿聚而为痰。肝失条达,阳升风动,积痰乘势上逆,壅闭筋脉,故出现抽搐。风痰聚散无常,聚时病发,散时如常。治疗用温胆汤加平肝疏络之品,配痫症镇心丸,清火化痰,熄风宁络,疗效尚佳。

(周希广　整理)

傅宗翰

干燥综合征探析

傅宗翰（1917～　　），南京市中医院主任医师

干燥综合征，是一种结缔组织自身免疫性疾病。目前，对它的病因病理尚无确切和系统的认识，临床上也缺乏有效的治疗方法。近几年来，我在实践中探索，稍有弋获，爰作约略介绍。

关于病因病机的探索

从辨证求因看，本病的临床表现不出燥证范围，其病因似可设想为如下数点：

其一，内在禀赋。患者多为阴虚燥热体质其临床特征多有形弱消瘦，口燥咽干，内热便秘，目涩而干，视昏，五心烦热，脉细弦数，舌红少苔或无苔，舌体薄瘦等表现。临床实践表明，本征患者属阴虚体质，较多见，既病则又多从燥化热。

其二，燥症的产生，可能与"毒邪"的蕴袭密切相关。盖此征之燥，既不似外燥（如秋燥）有严格的季节性，亦不具备一般内燥通常的形成因素，似另有蹊径。毒者，邪之盛也，燥盛不已，蕴酿成毒，煎灼津液更益其燥，二者互为因果。然此征燥毒之成，又不似热毒、血毒之剧烈而

至速，多为积渐所致。以临床病史观察，一是阴虚燥盛之质，加之反复招罹外来温热感染，干扰了人体津液的生成转化和敷布，但往往又为燥征的形成创造了条件；一是金石药毒所伤，或因职业影响，久触有害物质，或因久服某种药物，均可积热酿毒，灼津炼液，化燥阻络，此种邪毒亦系缓慢积累而来，故其症状常常无外感病或急性药物中毒之象，非单纯清泄解毒、峻剂补阴可以取效。

本征的病机，《内经》曾曰"燥胜则干"，刘完素曰："诸涩枯涸，干劲皴揭，旨属于燥。"燥何以致"干"，这就必然要涉及到津液的作用及其转输敷布（代谢）了。津液主要起滋润濡养作用。干燥症状的出现，总在于津液的失敷失润，或由津液的亏损耗夺，或由津液敷布受阻，即津液代谢失调所致。五脏都参与津液的生化代谢，而肝肾两脏却是燥证产生的根蒂所在，其临床所现诸症，亦莫不与此病相关，兹分别简述之。

本征的第一大证候表现在眼部。目为肝窍，五脏精明皆上注于此，其不时眨动者，全赖津液以润之养之，而使目视清明。盖肝者，体阴用阳，内寄相火，其性易动易升，在病理上易于热化燥化而熏灼上炎，是以本征目症丛生。

本征的第二组证候表现在口。口为脾之外窍，内纳齿、舌。舌为心苗，其下又系金津、玉液，犹井泉滋灌之通道也"。齿为骨余，因肾所生，赖肾阴以充养。是以诸凡精血阴津耗乏，津少液涸不克奉潮，燥火上炎则口唇燥揭、咽干、舌体光瘦，齿脆松落如齑粉者并不鲜见。

本征的第三组证候常表现为结缔组织症候群，尤以类风湿性关节炎多见。按此种关节肌肉疼痛症状，传统看法多纳入痹证范畴。但本征所现之痹症，少见寒象、湿象，且有一派干燥之征，其病程多长，体质羸瘦，似属尪痹。盖其所成者多缘三气郁而化热，或素禀阳盛，或内蕴积热，或过服辛热香窜之剂，致使阴伤燥成。而津液乃人体营血的有机组成部分，它能保持血液一定的浓度，有助于血液的流畅。营血浓浊，流行瘀滞，是以筋脉失荣失通，痹乃作矣。其病机不出津亏血少、筋骨不荣，阴伤血滞、络脉失通或血燥生风，淫于肢节数端。

由此可见，本征所现诸种病症，当咎之于"虚、痹、瘀"。虚者或责之于气，或责之于阴。盖气旺则动载津行，气虚则血液受阻，出现"供津不全"的类阴虚内燥之征。阴虚则津液枯涸，脏腑组织不荣，燥亦所由生也。因虚（气虚抑或阴虚）可致瘀，由瘀而成痹，均可致燥。总之，本征为燥盛成毒，或为因毒而燥，或因燥久延续不已，发展演绎而成。

关于治疗原则及用药

《经》云："燥者濡之"，前人治燥，立法设方多本此旨，或养肾，或治肝，或益肺，总不出"滋润"而已。然本征之燥乃类属中之异者也，故常法每难合拍，基于"燥胜则干"之共性，本征之治总以流津增液为经纬。盖津乃人身之要质，流则生利不已，滞则为害无穷。津液之凝滞，其因或为血虚，或为瘀阻，或为气病，或为络痹，是以立养血、化瘀、助气、宣痹诸法。津之不流成燥，或缘阴液虚亏，或缘热炽蒸耗，故又另设养阴、清热之法，前者防治阴津之亏耗，后者鼓促阴津之流畅。本此派生诸法，兹分而简述之。

1. 滋阴润燥：适用于阴液亏损、燥象丛生者，是治疗本征的基本治则。其他治燥诸法多从此化裁而出，代表方剂如增液汤等，药有生熟地、天麦冬、玄参、石斛、龟板、女贞子、花粉、玉竹等。

2. 养血活血润燥：适用于燥结血少津道不行，营血为之瘀涩，气液为之凝滞者。李梴谓："润则血旺"，即润燥寓于养血活血之中，代表方如《医学正传》之生血润肤饮，药有生地、阿胶、赤白芍、当归、丹参、桃仁、小胡麻等。

3. 清营解毒润燥：适用于营分热炽并致津燥者。代表方如三紫汤（紫草、紫竹根、紫丹参）、犀角地黄汤加减，犀角地黄汤药有犀牛角（或以广角、水牛角代）、丹皮、生地、芍药、大黑豆、玄参、土茯苓、升麻、贯众、生槐米、山慈菇、绿豆衣、生甘草等。

4. 益气润燥：适用于气虚无力推动津液敷布致燥者。代表方有七味白术散，药如太子参、黄芪、山药、白术、葛根、炙甘草等。

5. 通络润燥：适用于络滞血瘀燥象丛生者。代表方有大黄䗪虫丸，药有丹皮、赤芍、红花、地鳖虫、鼠妇、水蛭、虻虫、芫蔚子等。

6. 蠲痹润燥：适用于痹症而见津燥者。代表方如大秦艽汤，药有秦艽、防风、金刚刺、威灵仙、玉竹、木瓜、鹿衔草、土茯苓等。

7. 养目润燥：适用于以目疾为主而见燥象者。方如杞菊地黄丸，药用甘菊、枸杞子、地黄、首乌、沙苑子、木贼草、谷精珠、石斛等。

8. 化痰软坚润燥：适用于津凝不行、燥结为痰而成瘿、成核、成癥者。药用玄参、牡蛎、贝母、瓜蒌、蒲公英、黄药子、煅蛤壳等。

结合个人的临床心得，对本征病程中常现的几个症候处理略作介绍。

口、咽、唇、舌溃疡干痛突出者，可选甜柿霜、青盐、玄参、青黛、挂金灯、淡秋石、乌梅、胖大海、生石膏、人中黄、枫斗、洋参、银耳、白残花、白蜜、猪肤汤（或皮肚代之）。

腿足痿弱者，可选知母、黄柏、龟板、牛膝、菟丝子、二至丸、玉竹。低热，可选银柴胡、鳖甲、青蒿、白薇、功劳叶。便秘可选火麻仁、瓜蒌仁、生地、无花果、生紫菀。痰核瘿瘤可选玄参、牡蛎、鳖甲、山慈菇、黄药子、青木香、蒲公英。小关节肿痛，可选威灵仙、土茯苓、鹿衔草、木瓜、虎杖。肢端苍白紫暗可选当归尾、紫草、赤芍、桃仁、红花、生山楂肉、桑枝尖、水蛭、䗪虫等。对于某些局部干燥灼痛的浅表溃疡症状，还可配合珍珠杏仁霜、玉红膏、蛋黄油、胡桃仁油等外用，以达内滋外润之效。

几点体会

1. 本征虽属燥征，但却不同于一般内燥，又非实火亢炽，治疗不易速效。且本征在其病程中虽多现阴虚之象，亦非滋阴补液所易复，又与一般阴虚证不同。

2. 燥毒害人，肝肾首当其冲。阴虚液燥又是本征的主要病理基础。肾恶燥而肝苦急，肾得液养而源充，肝得水涵则潜静，故滋养肝肾，亦治此等征之要旨也。

3. 本征之因，既然因燥成毒（或因毒致燥），因此解毒一法，实是本征治疗中不容忽视的治则。余在临床实践中，试用了土茯苓、蚤休、生甘草、绿豆、大黑豆、磁石、紫草、紫竹根等，掺于辨证治法的方药之中，尚有小效。

4. 燥之所成，系于津液之变动。而津液之变动，既赖于气，又及于血。在血者，津质伤也，滋之、清之是属常法；在气者，津不流也，推之散之可也。助气载血、通经运津，乃辟治燥之又一途径耳。

5. 本征患者多为女性，推究原因，从禀赋素质而论，阴虚液燥者女性常多于男性，且女子有经乳产育之特殊生理，尤易耗血损阴。而女子以肝为先天，阴血既耗，肝木失涵，其用愈难自稳，其抑者不疏津道，其亢者下汲肾阴。故本征之治除养肝药石外，还宜怡情养性，病者医工均当共识。

潘澄濂

震颤麻痹病的证治探讨

潘澄濂（1908～1993），原浙江省中医研究院研究员

震颤麻痹病，西医原译为"帕金森氏综合征"（Parkinson disease），它与祖国医学的颤振证，似同出一辙。约在12世纪中叶，张子和所著的《儒门事亲》载有"新寨马叟年五十九，因称欠税，官杖六十，得惊气成风搐，已三年，大发则手足颤掉，不能持物，食则令人代哺，口目张睒，唇口嚼烂，抖擞之状，如线引傀儡……戴人作木火兼痰治而得效。"这是描述颤振证较早之文献。继而，在孙一奎的《赤水玄珠》、王肯堂的《证治准绳》，对颤振证的发病年龄、病因病机、症状和治疗，有了较为详细的叙述。

水不涵木，肝风自动证

主要表现为常有面部烘热感，面容表情淡漠，一侧上肢颤动，持物或写字更觉明显，然后延及两侧，步履缓慢，大便常秘结。舌苔中黄、边尖质红，脉象弦数。本证临床上较为多见，一般可有血管硬化史。

《内经》曰："诸风掉眩，皆属于肝。"又曰："肝，一阳也；心，二阳也；肾，孤脏也。"古人认为一水（指肾

阴）不能胜二火，于是木挟火势而寡于畏，反侮所不胜，直犯无惮。意思是说肝风的内动，是由于肾水之不足，气血平衡失调所致。根据这些理论，对本证的治疗，以养阴熄风、活血清火为法，选大补阴丸合独活汤加减。取龟板、地黄以滋阴；独活、防风以熄风（独活含东莨菪碱，能抗乙酰胆碱，与西药安坦有类似作用）；知母、黄柏以清火；当归、川芎以活血；全蝎、僵蚕以镇颤。旨在滋水制木，调和气血。

　　朱某，男，69 岁。患震颤麻痹病将近 2 年，向服西药。近来发现步履不稳，时有跌跤，且伴有大小便失禁。因此，乃来要求中药治疗。舌苔薄净、质红，脉象弦数。证属营阴不足，肝风扇动，中气虚弱，收摄无权，治宜滋阴熄风，益中固肾。方用生地黄、龟板、知母、黄柏、独活、当归、川芎、仙灵脾、益智仁、怀山药、萸肉、全蝎、僵蚕、陈皮、炙甘草等随症加减。服药 3 个月后，步履稍稳，跌跤减少，大小便能控制。又如岑某，男，92 岁。发现肢指震颤，写字困难。经西医诊治，诊为震颤麻痹病，伴有室性早搏，以西药治疗。因近又发现夜半自觉憎寒发热，约 10 分钟后，即复正常。早晨起床时，觉两足踝部如带束紧感，经活动后自行消失。舌质光红，脉象弦缓，间有歇止。加用中医治疗。证属心气不足，气血失调，水不涵木，肝风冲动，治以益气活血，滋阴熄风。药用西洋参、麦冬、五味子、生地黄、丹参、独活、木瓜、怀牛膝、僵蚕、钩藤、远志、菖蒲、炙甘草等加减之剂。经服 60 余剂，夜半寒热，晨起足踝挛急及早搏均消失，继服黄芪生脉饮以维持疗效。

风痰阻络，肢节颤痹证

主要呈面具脸，表情淡漠，说话不流利，肢节强直疼痛，颤震较剧，持物困难，行走缓慢，足跗浮肿。舌苔白腻，脉象弦细。本证应与风湿性关节炎作鉴别诊断。

对本证的治疗，是依据陈良甫"治风先治血，血行风自灭"的理论，以活血通络、熄风祛痰为法，选用秘方定振丸（《证治准绳》方）加减，取芎、归、芍、地之养血活血；独活、威灵仙之祛风宣痹；竹沥、胆星之涤痰；僵蚕、钩藤之通络，组成为基础方，使能养血和营不碍胃，祛风涤痰不伤津。例如：

赵某，男，62岁。于1987年秋起发现两上肢震颤，逐渐加重，经西医诊治，服西药安坦、多巴等，已将2年。近又发现两肩胛和肘关节疼痛，屈伸不利，乃来就诊。表现呈面具脸，手颤动如搓丸样，步履缓慢，纳差，便秘，足跗轻度浮肿。舌苔白腻，脉象弦缓。证属风痰阻络，肢节不利，治宜活血宣痹，熄风涤痰。药用地黄、川芎、当归、赤芍、独活、秦艽、胆星、威灵仙、茯苓、黄芪、焦白术、枳壳、全蝎、僵蚕、秦艽等，随症加减。服药达5个月余，痹痛减轻，屈伸正常，并减轻了西药服量，能恢复自理生活。

心神虚弱，意识迟钝证

本证见精神抑郁，表情淡漠，时悲伤欲哭，词不达意，或答非所问，肢体颤震强直，动作缓慢，甚或大、小便不能控制。舌苔中后黄浊、边尖质红，脉象弦数。本证多见于病史较长、年龄较高的患者。

《内经》曰："心主神。心，神之舍也。神不足则悲。"故心神虚弱之证，多表现出意识迟钝，或悲恐无常。对其治疗，以养心宁神为前提，补益气血为基础。选《证治准绳》补心丸加减，取人参、地黄、当归、川芎之益气补血；茯神、柏子仁、酸枣仁、琥珀之养心宁神；菖蒲、远志、麝香（或以苏合香、灵猫香代）之益智开窍。也是体现局部与整体相结合的方剂。例如：

唐某，男，68岁，医务人员。患震颤麻痹已4年余，向以西药治疗。近半年多来，精神抑郁，意识迟钝，语謇，答非所问，有时悲伤欲哭。然眠食尚正常。舌苔中部黄腻、边尖质红，脉象弦细。证属心营虚损，内风煽动。治宜益气补血，安神宁心。药用人参、地黄、百合、当归、川芎、淮小麦、龙骨、生牡蛎、龟板、菖蒲、远志、陈皮、炙甘草等，随症增减，达5个多月，悲伤情绪见有好转，震颤仍未减轻。此外，尚有严某、王某等，均年逾八旬，患震颤麻痹病多年，嗣后发现意识迟钝，生活难以自理。故笔者认为震颤麻痹和老年性痴呆有一定内在的联系，且均与神经中枢的营养缺陷以致变性有关。

综观上述的辨证治疗和一些医案举例的提示，以中医中药治疗震颤麻痹不是完全无效，在减轻症状方面，显露一些可喜苗头，但未达到理想的目的。

马　骥

硬皮病治疗体会

马骥（1913～1991），原黑龙江中医药大学教授

硬皮病的病因病机，目前有脾胃阳虚论、寒邪凝结论、瘀阻络脉论、脾气虚弱论。并认为本病是多种因素共同作用的结果，既有中气不足本虚的一面，又有寒邪凝结、瘀血内阻的一面，临床以脾肾阳虚、寒邪凝结为多见。而马老认为，本病由营血为火邪所扰，凝聚而成硬皮者亦有之。马老曾治1例。

李某，女，45岁，工人。该患者于1969年1月经哈尔滨市某医院诊为"局限性硬皮病"，曾以蜡疗、红外线、激素类药物治疗。嗣后到上海某医院住院治疗，该院对患者病史记载如下：初左大腿出现皮下硬坑，伴灼热及痛感逐步扩大，表皮变硬，左膝关节屈曲受阻，皮损分布于上肢、腰、臀、髋及下肢，以左侧为重，左下肢为大片褐色硬化皮损，表面呈蜡样光泽，不能提起，其他部位均为皮下见坚硬斑块，表面略有色素沉着，左膝屈曲受局限，左下肢肌肉萎缩。该院曾用中药汤剂治疗，因住院时间较短，未收效而返回哈。

1978年夏，该患者经介绍，求治于马老。诊见患者形

体消瘦，肌肤皱缩，步行艰难，胸、腹、腰、臀及四肢多处大片角化，部分呈暗褐色，触之硬而痛，撮之不能成皱襞，弹之如硬塑料膜，或如胼胝之硬度。以手扪其肌肤，则感其热灼手，数倍于常人，且干光而无汗。视其面色红，舌深赤，苔薄白燥，脉象数而滑利，诉口干甚而不欲多饮。马老诊视后，认为本病应属中医学"肌痹"之范畴。如《素问·长刺结论》所谓"病在肌肤，肌肤尽痛，名曰肌痹，伤于寒湿"。或《素问·痿论》所称："大经空虚发为'肌痹'，传为脉痿"之类。马老认为，肌肤之硬化及干光灼热，乃因营血之运行阻塞，肌表之孙络瘀滞，致积久渐成胼胝，遍及周身。再考以形体、舌、脉与口干不欲饮等，亦可见其火邪深伏于血分，为本病之主因，营血之凝涩于肌肤孙络则为其标，硬皮之形成则又为标中之标。盖营血为火邪所扰则凝聚而毒热生，其理与《灵枢·痈疽》论所谓："血涩不行，卫气不通，故大热不止，热胜则肉腐为脓"之论颇近同，马老立滋阴凉血、通络破瘀、清火解毒之大法。药用：

生地 30g　玄参 20g　丹皮 20g　地骨皮 15g　青蒿 20g　丹参 20g　赤芍药 15g　桃仁 10g　鸡血藤 20g　苏木 20g　白鲜皮 15g　当归尾 15g　忍冬藤 40g（后下）蒲公英 30g　连翘 20g

水煎服。上方服至 20 剂，再加苦桔梗 15g，服至 50 剂，体力大增，面唇红活，皮硬诸处渐显柔软，肌肤之燥热已解。依前方稍减其量，左膝活动自如，按方续服 2 个月之久，周身肌肤竟柔软若常人。为防止余邪未尽，再服 20 剂。

时经 2 个月，患者痊愈，已赴工厂上班。

马老在处方中用生地，功专补真阴，逐血痹，通血脉，生血凉血，除皮肤干燥及掌心足心阴虚热痛，为滋阴破瘀之主药。佐以玄参，滋阴降火，除暴热，解斑毒，其气清肃，可熄三焦之邪火，软坚而消血瘕。地骨皮泻肾火而凉血，青蒿除劳热骨蒸，清血分热邪之功尤著，故可通络化瘀，破壅止痛。马老集中选用八品，其中牡丹皮凉血以泻血中伏火，破癥坚，通血脉，除烦热。丹参破宿血，生新血，除癥瘕积聚、寒热疝痛，通心脉及包络。赤芍药除血痹，散恶血，行血中之滞。苏木为三阴经血分药，主经络壅滞，血癖作痛。白鲜皮通关节，行九窍，治风湿痹，除死肌，治不可屈伸举止行步。鸡血藤舒筋通络，补血治血。桃仁主血结、血燥、瘀血蓄血，为通利除癥之品。当归尾破恶血，养新血，润肌肤，去旧生新，更加清火解毒之忍冬藤、蒲公英、连翘。另加桔梗，苦辛性平，清肃肺气，以肺主皮毛，使之引诸药以达病所，得收通络化瘀之功。马老治疗本病所用之药物，虽近杂糅，但病有新久，方有大小，若能统之以法，配伍得当，对棘手之病，亦可获满意疗效。

潘毓仁

嗜油症，无名寒热症，血乳症

潘毓仁（1933～　），浙江省中医药研究院主任医师

嗜 油 症

黄某，女，42 岁。1983 年 7 月 18 日就诊。

自诉 10 多年来，不喜饮水，每日口渴，饮菜油 250g，1 日最少饮 1kg，多者 1500g。饮油后自觉精神爽朗，饮水则呕，且面部、四肢及腹部有胀满感。经多次医治均无效。查其病历，血检正常，大便未发现寄生虫，尿常规正常。症见：面似青油，肥胖，胃纳不馨，大便如常，小溲色黄，尿量正常，脉涩，苔黄浊腻，质淡。此属食癖，药用：

槟榔 9g　草果仁 15g　茯苓 15g　生薏仁 15g　山药 20g　香榧 12g　使君子 6 枚

煎服 7 剂。

再诊前，余自知未诊治过此症，故翻阅诸医书，惟见《怪疴单》载"嗜油症"，并云："宜用上等飞雄黄吞服能治。"复诊时，患者自述服方毫无改善，乃易参苓白术散拌飞雄黄 9g 1 次吞服，用米酒一小杯送下，1 日 2 次。连服 2 周，自述饮油量减至 200g，但其癖未除，从而未再来诊。隔 3

年后追访，获悉在就诊次年因患阑尾炎而手术，术后其癖竟除，成为常人。

无名寒热证

朱某，男，13 岁。1982 年 8 月就诊。

患孩 3 个月来，每当下午 4 时许至次晨 6 时，出现先热后寒，两齿交颤，面色发紫，寒抖发声惊人。经省、市各大医院检查，均无法确诊。血、大便、尿常规均无异常，骨穿病理检查（一），血疟原虫（一），虽自觉身热而体温却不高。屡治罔效。8 月 23 日转余门诊，症见：面色无华，形体消瘦，先热后寒，寒战时，发出猫头鹰夜啼般叫声，脉细，苔白腻，舌质红。自诉寒热过后，尚能上学读书，如同常人。余再三揣摩，此病不明，而证似"疟"，可用和解法治之。方拟达原饮合小柴胡汤。药用：

槟榔 6g　草果仁 1g　柴胡 6g　黄芩 6g　法半夏 6g
红枣 10g　生姜 3 片（后下）　生草 3g　川朴 4.5g

先后易方 5 周，寒热时间缩短，但病情未缓解，劝其至沪医院住院治疗。隔 1 周后，其母来访，称已办妥抵沪手续，当时又疏一方，嘱其赴沪住院时煎服：

柴胡 6g　党参 9g　黄芩 5g　槟榔 6g　鸭跖草 15g
生姜 3 片　法半夏 5g　厚朴 4.5g　草果 1g　桂枝 4.5g
红枣 9g　白芍 9g　生草 3g

时隔 1 个月，其母送来贺信，并将在沪住院病历给余，云住院 21 天，经各方检查均未确诊，亦未服他药，仅服余后拟之方，21 剂而愈。

血 乳 症

姚某，女，38 岁，江苏省扬州人。于 1983 年 7 月就诊。

患妇于 25 岁初产，继于 28 岁产第 2 胎，哺乳期均无血乳症。36 岁起于两乳头溢出血乳，不挤亦溢。经诸医诊治罔效，遂邀余诊治。症见：面色苍黄，乳头挤出血样乳液。询其经潮正常，余均无恙。脉细数，苔薄白，舌质红。此属肝火亢盛，迫血妄行，渗血于乳。治宜平肝凉血，方拟丹栀逍遥散加减。药用：

丹皮 15g　黑山栀子 12g　当归 9g　杭白芍 15g　焦白术 10g　茯苓 15g　旱莲草 15g　炙甘草 4g

上方服 14 剂，均无效。复诊时，改用犀角地黄汤加减，药用：

水牛角片 50g　生地 30g　杭白芍 15g　丹皮 15g　茜草 15g　紫珠草 15g　炒谷芽 15g　炒麦芽 15g　怀牛膝 15g　炙甘草 4g

继服 10 剂，血乳渐消。

血乳在哺乳期出现曾有报道，对非哺乳期妇女的血乳，并长达 3 年以上者，确属罕见。本例用水牛角、丹皮凉血；生地、白芍泻肝经之热；茜草、紫珠草等具有止血之功；谷芽、麦芽以收敛回乳；怀牛膝引血下引；炙甘草调和营卫。诸药合用，共奏全功。

（潘跃飞　整理）

董漱六

感寒变生无汗症　审证还需别病机

董漱六（1916～　），上海市第六医院主任医师

内科杂病中所见"无汗病"达数月至 2 年不愈者较为罕见。

例1：马某，男，27 岁，工人。门诊号：69157。1987年 7 月 21 日初诊。

患者 1985 年夏某天，因疾走赶路时，突然遇倾盆暴雨，全身淋湿。归家后沐浴换衣，当时自觉形寒畏风，汗出不彻，煎服姜糖茶入睡，次日照常上班无特殊情况。近 2 年来自觉皮肤干燥有灼热感，但无汗出。每逢暑令，口干不多饮，心烦心热，常以冷水沐浴为快。右侧头痛，口淡，纳谷无味，大便干结，舌淡红，苔厚垢腻，脉濡细滑。恙由暑湿内蕴，寒邪外束，肺气失宣，腠理调节失常所致。首拟疏表散寒、清暑化湿为法，方用：

香薷 9g　麻黄 9g（后下）　藿香 9g　苏叶 9g　荆芥9g　防风 9g　厚朴 9g　苍术 9g　陈皮 4.5g　桂枝 4.5g　砂仁 4.5g　蔻仁 4.5g　枳实 5g　白芷 9g　腹皮 10g生姜衣 3g

二诊（1987 年 7 月 28 日）：服药 7 剂后身获微汗不彻，

皮肤灼热已减，头痛得止，口干口粘不欲饮，纳差溲短，大便正常，近来稍有咳痰，舌苔垢腻，脉仍濡细而滑。乃寒邪初散、暑湿犹重、肺胃不和之象。前方既合病机，仍守旧章化裁。

香薷9g　麻黄9g（后下）　藿香9g　佩兰9g　厚朴5g　杏仁12g　半夏9g　桂枝4.5g　前胡9g　枳壳5g　焦曲12g　砂蔻仁（各）4.5g　桔梗4.5g　生姜衣2.4g

三诊（1987年8月4日）：服药7剂后汗出较畅，咳痰亦少，纳谷渐增，大便自调，舌苔薄腻，脉形濡滑。证系暑湿渐化、寒邪已散、肺胃初和之候。再拟前方制小剂：

香薷5g　麻黄5g（后下）　藿香9g　佩兰9g　厚朴4.5g　杏薏仁（各）12g　砂蔻仁（各）3g　枳壳5g　焦曲12g　桂枝3g　白芍12g　生姜2片　红枣7枚

连服5剂，诊治3次，病告痊愈。

该病员年轻力壮，早年因夏日冒暑疾走赶路，汗流彻背，适逢暴雨淋身，暑热内伏，导致腠理失调，从而患"无汗症"达2年之久，每逢盛暑季节，常以疏泄冷浴解热，使阳气受郁不能外达肌表，汗腺关闭而得病。初诊时得知原因所在，并结合临床症状和舌脉，根据辨证论治原则，拟方以香薷饮、藿香正气丸、麻黄汤、平胃散、三仁汤等加减以疏表散寒、清暑化湿为治。麻黄剂量宜重，生姜衣作引经药。复诊时随症加减，使寒邪得散，暑湿得化，阳气振发，腠理功能调节正常，获汗而愈。

例2：陈某，男，60岁，干部。门诊号：40351。1987年10月5日初诊。

患者原有心脏房室传导阻滞病史，平时自觉胸闷气窒，心前区隐痛，引及肩背，左枕骨部痛，肢麻，唇绀，口干不多饮，血压 18.6/11.4kPa。

今年 5 个月来，汗孔闭塞，皮肤干燥，无汗出。据诉病由冷水沐浴后引起。今诊面㿠少华，头晕，心悸，肢末不温，大便溏薄，舌淡、质瘀，苔白腻，脉沉细涩。恙由肺气虚弱、寒凝瘀滞、心血不足、脾肾阳虚所致。暂拟温阳散寒、活血化瘀，佐以理气通闭为治：

黑附块 9g　麻黄 9g（后下）　细辛 4.5g　焦白术 15g　川桂枝 5g　瓜蒌皮 24g　薤白 9g　半夏 9g　紫丹参 15g　大麦冬 9g　广郁金 10g　大川芎 9g　沉香 2.4g（后下）　连皮生姜 2 片　连须葱白 3 只

另用 50%酒精擦身。

二诊（1987 年 10 月 12 日）：服药 7 剂后身获小汗，胸闷得舒，心前区痛未作，左肩背仍感酸痛，舌苔白腻初化，脉仍沉细。再拟上方加减：

黑附块 9g　麻黄 9g（后下）　细辛 4.5g　苏叶 9g　羌活 9g　制香附 9g　川芎 9g　瓜蒌皮 24g　薤白 9g　紫丹参 15g　制半夏 9g　川桂枝 4.5g　生姜 2 片　葱白 3 只

7 剂。50%酒精擦身。

服第二方后，汗出较畅，肢末亦温，胸闷心悸改善，肩背酸痛减轻。惟觉心烦口干不多饮，口粘纳谷无味。大便正常，舌淡红，苔薄白，脉沉细滑。再拟温清合法，佐以理气和胃：

黑附块 4.5g　麻黄 4.5g　细辛 3g　丹参 15g　麦冬 9g　川连 2.4g　半夏 5g　羌活 6g　川芎 5g　枳壳 5g 焦六曲 12g　知母 9g　浮萍 9g

继服 7 剂而愈。

患者原有心脏病史，本症乃由冷水沐浴而起，根据临床证候分析，盖属心肾阳虚，寒湿内阻，气滞血瘀，营卫失于调和。方用麻黄附子细辛汤温肾助阳，宣表散寒；瓜蒌薤白半夏汤理气宽胸，温中化湿；苏叶、羌活疏表散寒，通利血脉；丹参、桂枝、川芎活血祛瘀，助阳通痹；香附、厚朴、沉香温中化湿，行气止痛。再加生姜、葱白，发汗解表，祛寒通阳。外用酒精擦身，通畅血脉，并可加强发汗作用。诸药合用，既可发汗散寒，又可温阳养心，助阳通闭，颇切病机。

上述 2 例，均起因于感受寒凉，而致无汗症，为时达数月至 2 年之久。临床症状及舌脉同中有异，年龄上有差别，兼证亦不尽同。病例一马某得病于暑天身淋暴雨，病系暑湿内蕴，风寒外加，纯属实证，重在肺脾，主治以宣肺散寒，佐以清暑化湿。病例二陈某有心脏病史，气滞瘀阻复感外寒，乃属心肾阳虚、寒瘀互滞、虚中夹实之候，重在心肾，治以温肾散寒，佐以理气通闭。原因不同，诊治各异。临床上必须辨析确切，对症下药，才能获得预期疗效。

邱友文

阴吹正喧中气陷　见水思尿肾虚衰

邱友文（1922～　　），湖北孝感地区中医院主任医师

阴 吹 症

例1：张某，女，24岁，农民。1976年4月18日初诊。

自诉阴户气出有声11个月。从第二胎妊娠8个月开始，有气从阴道排出作响声，与肛门矢气相似，并觉阴道中有冷风吹样感，每天皆然。兼有头晕，胸闷腹胀，纳食欠佳，四肢欠温，时有自汗。查其形体消瘦，营养欠佳，呼吸微促，舌质淡，苔薄白，脉大而虚。该患者因劳累过度，致中气虚损，脾气下陷，发为阴吹之症。清浊之气相干，清气不升，故见头晕；浊气不降，故生腹胀、纳呆；脾气不能充于四末，故肢冷自汗。治用益气升清，健脾补中。方药：

党参25g　黄芪16g　白术16g　当归16g　炙升麻6g　炙柴胡6g　陈皮6g　枳壳6g　生二芽各16g　大枣7枚

服上方1周后，病愈大半。依上方续服3剂，阴吹消失，诸症好转。

例 2：李某，女，30 岁，教师。1977 年 5 月 10 日初诊。

自觉有气体从阴道排出已 3 年，劳累后排气次数增多。白带多，脐下小腹作胀，食欲一般。查其舌质嫩，脉细而弱，病属肾元亏虚，中气下陷，脾气不举。治宜补中益气，益肾固本。方药：

党参 20g　黄芪 20g　当归 15g　白术 15g　炙升麻 6g　柴胡 3g　炙甘草 10g　陈皮 10g　熟地 15g　菟丝子 20g　续断 15g　枳壳 15g

服 3 剂后阴吹停止，腰痛、腹胀亦有减轻。继进 4 剂，巩固疗效。

阴吹一症，亦即现代妇科学中的阴道排气。此症早载于汉代张仲景《金匮要略》一书：胃气下陷，阴吹而正喧"。正喧，指"前阴出气有响声也"（《医宗金鉴》）。胃气下陷，实即脾胃虚弱、中气下陷之意。例一乃脾胃虚弱，健运失司，故于方中加二芽以助运化；例二系中气虚弱兼见肾虚，故于益气升清方中加熟地、菟丝子、续断等益肾固精之品，所以收效较捷。2 例均加枳壳，取补中有行、补而不腻、勿使气结壅闭之意。

见水思尿症

患者刘某，女，56 岁，家庭妇女。1975 年元月初诊。

自诉见水欲溺 3 年。素有高血压病史，平时经常头痛，性急易怒，少寐多梦。1972 年春节前某日，在看到水管放水时即发生小便不能自行控制，以后每当见水则欲尿。平素并无尿频、尿急、尿痛等症状。尿常规检查多次，未见异常。查其形体肥胖，面色㿠白，舌嫩，苔薄白，脉弦缓，两尺细弱。综辨该患者证候，素体肥胖，有高血压病史，常头晕头痛，且性急易怒，以致多梦少寐，其肝肾阴虚可知。加上年届"八七"，肾气已衰，气虚失其封藏之职、开阖之权，膀胱该阖不阖，故发为见水思尿症。治当填精秘气以助封藏之本，益肾固本以复膀胱之阖，滋肾涵木以制心火之炽。方用二仙汤合缩泉丸（汤）加减：

淫羊藿 30g　仙茅 12g　肉苁蓉 15g　巴戟天 12g　枸杞 12g　山药 30g　益智仁 12g　菟丝子 30g　乌药 6g　珍珠母 20g　黄柏 10g

服上方 3 剂后，症情明显减轻，连服 15 剂基本痊愈。

见水思尿一症，是成人中不多见之病症。究其病机，与肾气盛衰至关重要。因肾司二便，与膀胱为表里，守开阖之权。《内经》云："诸厥固泄，皆属于下。"排尿失控，实即泄下之一端，故药用二仙汤温肾扶阳，配缩泉丸以固脱摄津，取"虚者补之"、"散者收之"之意，以平为期。更用黄柏制相火而助肾阴，珍珠母平肝潜阳而安神。二仙汤亦为治妇女更年期诸病而血压偏高之良方，用于此例患者，又恰有偶合之妙，故收显效。除本例外，后遇一中年妇女，因输卵管结扎术后发生见水思尿，经用本方治疗，亦收到同样疗效。

黄保光

化裁仙方活命饮　治愈尿道排蛔虫

黄保光（1930～　），天津河西医院主任医师

仙方活命饮首载于《外科发挥》，主治一切痈疽初起，赤肿热痛，属阳证者。本方所治证候，系初发痈疽属热证者。痈发之始，首先为气血不和，进而营卫郁滞，血瘀不通，化为热毒，故红肿热痛。余用之治疗内痈，久病正虚邪实者，疗效显著。用本方要在投予大量黄芪，补益元气，以生化气血之源，既疗未尽之余邪，又医正气之虚损。曾治一例尿蛔虫患者，证属奇异，守仙方活命饮之法治之，竟获痊愈，兹录如次。

患者周某，男性，47岁，河北沧县农民。

自诉从1966年12月始，突然排尿疼痛，高热，四肢浮肿。继则尿道疼痛难忍，大汗淋漓，遂尿出蛔虫1条。1个月后，复见尿道剧烈疼痛，继由尿道排出蛔虫2条。1968年4月又如是尿出1条蛔虫。小便经常常往外排气，时排出粪便。于1968年4月来津，经市某医院肛外科诊查，确诊为"直肠膀胱瘘"，需手术治疗。因患者经济上有困难，故来我院中医科治疗。查脉沉缓，舌尖红，苔薄白。因思先前治法，一为一派清热解毒法，方如仙方活命饮；二为

纯系托里益气养血法,方如托里补散等。为何均未奏效?悟及此证系邪未去,正已伤,扶正则易恋邪,祛邪则易伤正,故而未愈。权衡利弊,决定用清热解毒和益气养血两法并施,以期相得益彰,方用:

防风 3g　白芷 10g　银花 12g　连翘 12g　乳香 10g
没药 10g　陈皮 6g　大贝 10g　黄芪 25g　当归 10g

方中防风、白芷宣发营卫,疏散表邪以消肿;银花、连翘清热解毒为要药;乳香、没药、陈皮、大贝理气活血,化瘀散结;黄芪、当归益气养血。服药 4 剂后,痛止汗收,尿道排气、排便均消失,无自觉症状。复做直肠造影,瘘管不明显,已基本愈合。从 1968 年 4 月观察至今已 20 年,一直未复发。

李克绍

怪病不怪，应寻蛛丝马迹
难病不难，更要辨证求因

李克绍（1910～1995），原山东
中医药大学教授，著名中医学家

"治病难，治怪病更难"，此乃不少临床工作者所常识。果真有所谓怪病吗？冯兆张氏曾说："人身之病，四百有四，载之《素问》、《灵枢》者，已详八九，外不过风寒暑湿燥火六气之淫，内不过喜怒忧思惊恐悲七情之伤，变见于脏腑经络之间而为病，安有所谓怪也！"可见所谓怪病，本不足怪，只因不识病因，不明病理，对于未经见之病，遂迷惘不知所措，才称之为"怪"罢了。

周期性顽固性呕吐

患者张某，男，50岁，某制革厂职工。1986年9月14日初诊。

自诉每月下旬必发生剧烈性呕吐，呕吐发作前一二日，先有疲倦、食欲不振、睡眠不好等前期自觉症状，接着就出现呕吐。呕吐极为剧烈，先将食物吐尽，接着就是涎沫，最后直到呕出苦水，弯腰屈背，声振四邻。呕吐能持续将近半日，苦不堪言。但呕止之后，饮食睡眠反而非常舒适。精神也随之好转，体力增加，象未病一样。从第一次呕吐起，至今已发作6次，仅第一次因呕吐进住某医院，到出院后再次呕吐，间隔期长达2个月零4天，此后都是每月下旬的25、26日左右，日差从未超过3天。

患者素体肥胖，自述未病前体重曾达96kg。原有三多证，未加注意，1984年春节期间，在某医院查体，查出糖尿病，治疗一段时间后，转就省中医院门诊。诊视4次，每次给予草药3剂（药物不详），服至第十剂，服后即吐，呕吐不止，以至水药不进。不得已，3月13日住进某医院。经用止吐注射剂将呕止住，此时已是呕吐第九天。呕吐虽止，但仍不舒适。呕止后便专治糖尿病，输过2次盐水，并用过维生素B_{12}及降糖灵等药，糖尿亦基本控制，并于5月份出院。出院后呕吐复作。此后每月呕吐1次，共服中药40剂余，始终未能防止复发。

查其体态一般，舌苔薄腻，脉象濡缓。自觉腹部有发胀感，按之不鼓。根据呕吐涎沫，考虑寒浊上逆，给予吴茱萸汤原方：

吴茱萸12g　红人参3g　生姜15g　红枣2枚

二诊（9月17日）：服上方3剂后，患者诉说胀满等自觉症状似有好转，但不明显。前方加入苏叶9g、黄连3g、陈皮6g。

三诊（10月3日）：前方5剂，9月26日仍按期呕吐，比以前未见减轻，因知此方无效。细查舌苔白薄似粉状，是湿浊已结，因考虑将吴茱萸汤加入《苏沈良方》之遇仙丹，去槟榔、木香，用三棱、莪术宽胀除积，黑丑以搜剔顽固之湿浊，少用大黄，以利降逆泄浊。处方：

　　黑丑 6g　大黄 6g　三棱 6g　莪术 6g　党参 9g　吴茱萸 9g　生姜 3 片

　　1987 年 1 月 11 日，患者前来道谢，自称服上方 5 剂后，呕吐一直未发，三多证已无，也未再查尿糖，身体各方面一直很好。

　　此案可称奇案，其可奇之处有三点：一是呕吐之剧烈与痛苦的程度，临床极为少见；二是呕吐之后，反全身轻松，睡眠良好，与一般呕吐证不同；三是周期性发作，时间比较准确，几使患者可以预知将于某日发作。这三点都是本证的奇特之处。也正是这些奇特之处，恰是辨证的关键。

　　脉象濡缓，是有湿的象征；按之不鼓，这可能是屡经呕吐之后，脾胃元气耗损所致；舌上粉状苔，说明消化道有湿浊结聚。正是这些湿浊结于上消化道，起到象探吐一样的异物刺激作用，才使呕吐发生。由于湿浊已结，其性粘着，排出不易，故呕吐弯腰屈背，声振四邻。至于呕吐发作的间隔时间，为什么恰是 1 个月左右，这确是一个较难解释的问题。当时的设想是：湿浊之邪，由呕吐而将尽，则呕止。但病灶未除，湿浊又会积渐而生，积渐而生之湿浊，要达到再次引起呕吐的程度，就需要一段时间。临床有不少属于痰饮的胃病，常会反复间隔发作，就是这个道理。但为什么间隔期恰是匝月？是否可以从月廓盈亏方面作探讨？因患者是以阳历作记录的，因此可以肯定与月廓盈亏无关。就只能这样认为：有不少疾病，其反复发作的时间间歇，并无一定规律，而是因其病情的轻重、病理的不同和病人素质的强弱等等不同情况，而有所差异的。

生理性的体液，在病理条件下转变成病理性的湿邪浊痰，由于病情有寒热，病程有久暂，湿或痰就会有清稀、浓稠、坚结、粘着等不同，痰位也有在粘膜、肌肉、管腔、经络之异，以致有容易或不容易排出等差别。用药也有淡渗、消融、温化、攻逐、搜剔之不同。本患者之痰浊，呕吐时弯腰屈背尚不能排出，其粘着之性可想而知。正因其顽固粘着，故淡渗、消融、温化……等法不起作用，这就是曾经多方治呕吐而仍不止的原因。由于已知一般止呕药无效，才想到二丑。因为牵牛有辛烈走窜之性，能消能磨，能于隐僻处搜剔湿浊。又由牵牛想到《苏沈良方》之遇仙丹就有黑丑，善消瘀滞。方中棱、莪、大黄等与黑丑、吴茱萸亦并行不悖，才敲定此方。果获速效。

此可称奇案。但若仔细分析，任何疑难怪病，总必有些蛛丝马迹可资寻按，犹如猜谜一样，往往是一点即破。因此，奇病无奇，疑难不难。临床遇到疑难病证，是否草草应付，这是对医生业务水平和服务态度的考验。

晏鹏程

怪病多从瘀血论治

晏鹏程（1928～　），四川川北医学院主任医师

1976 年 11 月，曾治疗一女患者，为流产后恶露未净，突遭坏人强犯房事，败精与瘀血凝滞为患的"母血"病例。

该患者于触犯交合后 7 天，开始头昏胀痛，手足发烧、发凉，阵阵交替而作，继之小腹膜胀，坚如磐石，渐至肿大似蛙腹，疼痛拒按，外阴亦肿，两下肢肿胀不能着地。小溲黄，尿量少，解尿疼痛难忍，似有一股热气上冲至心窝部，顿时昏厥不省人事，约两三小时后，始缓缓苏醒。此状已发作过 2 次。当时我在拉萨西藏自治区人民医院工作，患者由那曲地区远道送来我院内科住院治疗，诊断为："急性肾盂肾炎"，经用西药治疗半月罔效，病势逐渐加重，内科邀我会诊。

当时病势重笃，除上述症状外，还有精神曾遭受严重刺激的病史，并伴有咳嗽，吐红色痰沫，胸腹胀满，气促声微，面色㿠白等。诊得脉沉细而弦，舌苔白腻，舌质绛红，舌尖有瘀点，舌下静脉粗胀。拟用化气逐瘀法治疗，药用：

当归 15g　川芎 9g　赤芍药 15g　丹皮 9g　坤草 12g

泽兰 12g　干漆 15g（醋煅）　香附 12g（醋炒）　黄柏 12g（盐炒）　两头尖 9g（童便炒）　麝香 1.5g（冲服）

经服第一剂后，病人自觉小腹疼痛稍有减轻，气息略为平和。第二剂服完后，半夜突然少腹疼痛剧烈，似有分娩阵痛之状。诊视脉息无异常，腹壁肌震颤，扪及小腹似有块状物。我曰，此为药中病所，病家不必惧怕，令再加服药量以奏其功。在场的西医大夫要给以抢救措施，我坚持待瘀血下出，再行不迟。须臾，病人阵痛欲绝，随即从阴道排出乌泥样黑血条条块块甚多。观其面无光泽，气息声微，诊其脉沉细弱。乃急处方独参汤，同时，西医予以输液措施救治。次日，病人自觉腹已不痛，肿满胀感均消失。此后，给予十全大补汤等方药调治月余而出院。

诊余细思，此病当属癥瘕范畴。该患者流产后恶露未尽，加之精神刺激而气逆，又触犯强行交合，瘀浊与败精两相交搏，凝积于内，致气血逆乱，阻滞不通。症现少腹疼痛有定处，病块有形，推揉不散，脉沉细而弦，舌有瘀点，诊为癥瘕（血母）当属无疑。尚可议者，浮肿，解尿时热气上冲致昏厥之病机有待探讨。胎病流产，多因气血亏耗或肾气虚弱，使冲任损伤；或因房帷无度，郁热攻冲，气失宣化，瘀血阻滞，络脉不通。气郁血阻于胸腹，则胀满而硬，继则四肢浮肿；热郁于膀胱，则气化不行，故排尿疼痛；心无血滋肝，肾无水涵木，肝阳亢逆，浊气上冲，故尿痛而昏厥。所用药中，贵在麝香辛温避秽化气，黄柏入膀胱清热降火，二者伍用，有活血通窍、清降化气的功能。再加上逐瘀凉血之峻剂长驱直入，故化险为夷而奏效。

　　我体会"怪"病成因多兼瘀血。有精神、情志异常的"怪"病，常与心肝二脏关系密切，临床又往往表现出症状复杂的怪病，也往往具有瘀血指征。这类病变，由情志异常，气机逆乱，引起气血乖戾，常是主要原因外，还可因失治、误治、病久影响生化之源而导致血瘀，或因胎孕产后、外伤等原因导致瘀血停滞，气机失宣，郁滞脉络，着而不去等，最后都可发展成难治之证。唐容川说"一切不治之症，总由不善去瘀之故"，此语确有见地。

王少华

暗 经 治 验

王少华（1929～　），江苏兴化市中医院主任医师

陈某，女，26 岁。1973 年 8 月 21 日初诊。

有生以来，汛水未曾一潮，当属暗经之列。然而男有精而女无血，二五之精，不得妙合而凝，是以结婚五载有余而犹未孕。平昔腰膝酸软，绕脐腹痛，连及曲骨。脉细，舌淡红，苔薄。因"冲为血海"，隶属于肝肾，数载来叠进滋肾养肝之品，取填补乙癸，即所以调冲脉、充血海，以冀满则溢而经行，岂奈药屡投而效鲜。窃思汛水之潮，除"太冲脉盛"外，尚需"任脉通"，二者不宜缺一。乃遵此意立方。药用：

巴戟肉 15g　熟地黄（砂仁 1.5g 拌）15g　杭白芍 15g　菟丝子 12g　甘枸杞 12g　补骨脂 12g　杭白芍 15g　炙龟板 30g　紫河车 30g　制香附 9g　紫丹参 10g　白果 10枚

上药服 10 剂后，自觉腰酸有明显减轻，脐腹疼痛亦去其半，惟仍未见月经。原方加全当归 9g，续服 10 剂，临床症状消失，精神健旺，食量增加，嘱仍服第二次处方。此方服至第 27 剂时（10 月 4 日），月经首次来潮，色淡，量

较少，两日即净。后仍以本方略事出入，于经期前1周服药，至经净时停服。先后共汛潮3次，色仍淡，量不多，至1974年1月停经，2月有恶阻现象，经妇科检查为早孕，后育一男，现已16周岁。

患者年近"四七"，乃肾气正盛、阴血充盈之际，竟地道闭塞，月水不潮，服滋肾养肝调冲之品多剂，依然如故，说明病之隐曲处尚未发现。平昔时觉绕脐腹痛，连及曲骨，这与王叔和指出的"少腹绕脐下引横骨，阴中切痛"的任脉为病的见证有吻合之处。且数年来所服药物，基本上未涉及任脉。尽管"冲为血海，任主胞胎"，冲任两脉，互依互存，但毕竟各有其主证主药。有鉴于此，我们从1973年8月接手治疗后，所订方案着眼于三方面：其一，从通补任脉出发，采取《傅青主女科》温脐化湿汤方解中关于"用巴戟、白果以通任脉"的意见。其二，以"形不足者，温之以气；精不足者，补之以味"的经旨作为指导思想，首选龟板、紫河车等血肉有情之品，且前者善补任脉之阴血，而后者善补任脉之阳气。其他药物，基本上都属于阴阳相配，以冀生化。其三，在使用上述填补药物的同时，又参入了丹参活血，香附理气。这样，一则改方药中的腻补为通补，避免壅塞腻膈之患，且通补结合，务使补药得尽其用，而成互制互济、相反相成之势。再则在"任脉通，太冲脉盛"的前提下，通过丹参、香附的调理气血，疏通沟渠，为促使月事得下，进而妊子提供了必不可少的条件。

（王卫中　王淑善　整理）

傅再希

梦与鬼交二十载　珠兰取根一夕除

傅再希（1899～1984），原江西中医学院教授

1971年余随江西医科大学迁往吉安青原山。彼地有一石匠之妻，年近四旬，患怪症已多年。自述18岁时，一夕梦一美少年，自言比她大两千多岁，因有夙缘，向她求婚。她此时似梦非梦，不敢推辞，遂行婚礼。宾朋满座，皆不相识，锣鼓喧天，觥筹交错，满房家俱，红漆灿灿，而他人皆无所见。自后每夕必来，相与缱绻，带来佳果珍肴，更不必言。翌晨后，则一切如常。其父母忧之，为其择婿，欲藉此以断其往来。殊不知自嫁之夕起，其夫即不得近其身，若欲强行其事，则撕打怒骂，令人不得安生，白天尚可料理家务，至夜则入魅境，其夫虽在同床，亦听其狎媟声，不能出一言制止，甚为苦恼，因此精神备受挫伤，竟成阳痿。凡此已近20年，从未生育。闻知江西医科大学迁来吉安，乃来求医。初在门诊妇科治疗，后被收入精神科住院。住院期间，亦是如此，服药打针，不见效果。

彼时余住在精神科楼上，该科护士龚某告知此事，问有无办法？余曰："文献中曾有记载，可试治之。"遂邀余往视。观其容色，面黄肌瘦；候其寸口，三五不调。余乃

私告护士，入夜以前，以治他病为名，取珠兰根塞入患者阴道，不告知病者以实情，可望治愈。适逢本院花圃种有珠兰，护士遂按余所嘱，取新鲜珠兰根洗净，略为捣碎，用纱布托住而不包紧，以妇科检查为名，塞置患者阴道中。次日患者曰，是夜梦中男子来时，用鼻子前后嗅了几遍，怒斥她曰："你听了坏人的话，想用药毒死我，我与你缘分已尽。"遂忿然径出，自后即未再来。近20年难以驱除的怪病，一旦遂绝。其夫阳痿病，服药亦见好转，夫妻感情渐复，远近莫不称奇。

此症即世俗所谓"狐魅"，民间都认为是狐鬼作怪，不求医药。其实是一种病症上的幻觉，可以用药治疗。

《本草纲目拾遗·珠兰》条下云：张篁壬云：中条山有老道士，教人治狐魅。有一女子为雄狐所祟，教以用珠兰根捣烂，置床头，俟狐来交时，涂其茎物上，狐大嗥窜去，次日野外得一死狐。道士云：此根狐肉沾之即死，性能毒狐，尤捷效也。"此段文字，初看好象荒诞可笑，未必可信，不知其中实有科学的内容可取。今天我们用辩证唯物主义思想来指导分析，所谓"狐魅"是一种迷信的说法。但是，如此等幻听、幻视、妄想的现象，临床中却是客观存在的，治疗方药也确有效果。不过限于历史科学条件，中医还解释不了这种临床现象，更不能从药理的角度，阐明其效验机制，因而被道士所利用，蒙上迷信色彩，以显示道术之灵。后学者不加深究，概认为糟粕，故虽有治法，未曾留意，甚或嗤之以鼻，摒去不用。不知剥去其迷信的外衣，则为朴素的临床经验总结，上述石匠之妻，即是明证。药中肯綮，如鼓应桴，医中之妙，有如此者。

余后阅《敬信录》亦见载有治狐魅方，云："用梧桐油搽阴处自去，或用珠兰根搽之。"可见用珠兰根治疗此病，前医亦已用过，至于桐油是否有效，未经试用，不敢断言，并记于此，以示后学。

珠兰与茉莉不同，不可误用。珠兰在植物学中属被子植物门，双子叶植物纲，原始花被亚纲，金粟兰科植物，学名金粟兰，其花极香，茶厂取之，与茶同焙，名珠兰茶。

（傅幼荣　整理）

张珍玉

阴茎勃起痛　温肾暖肝平

张珍玉（1920～　　），山东中医药大学教授

　　患者刘某，52岁，男，干部。1957年5月来诊。

　　自诉阴茎勃起后，向上弯曲，疼痛难忍，不勃起则不痛，夫妻不能同房。平日清晨阴茎勃起亦如此，已2年余，经多方医治都不见效。询之，则云腰部有冷坠感，且阴囊周围亦有凉感。饮食正常，大便无异常变化，惟小便夜尿较多，余无所苦。诊其脉沉细而弦，舌被白薄苔，舌质正常。

　　外生殖器为肾之外候，又是肝经经脉所过之处。细考此证乃为肾阳衰，寒湿内生，波及脾肝所致，故兼有肾阳虚证。《素问·至真要大论》中之病机十九条肾脏病机指出："诸寒收引，皆属于肾"。故本证以阴茎收引疼痛为主症。《金匮要略·五脏风寒积聚》篇中所指出的肾着病与此证颇相符合，本方原为温中散寒、健脾燥湿之剂，所以能治肾着病，尤在泾在《金匮心典》中说："甘、姜、苓、术辛温甘淡，本非肾药，名肾着者，原其病也。"所谓原其病，即病源在肾，虽病在肾而其症在阴茎，故尤氏又说："然其病不在肾之中脏，而在肾之外府，故其治法，不在温肾以散

寒，而在燠土以胜水。"遂处方肾着汤加胡芦巴，3剂而愈。处方如下：

　　甘草 6g　干姜 6g　茯苓 9g　炒白术 90g　胡芦巴 9g

　　水煎 2 次，令作 2 次温服，每日 1 剂。

　　盖寒性收引，乃为肾病，由于脾阳根于肾阳，温中散寒、健脾燥湿正所以救肾阳。肾寒肝亦寒，波及经脉，故阴茎收引而疼痛。胡芦巴温肾暖肝，温而不燥，守而不走，能温肾阳以暖肝，寒湿祛，收引回，其病因之而愈。收引与拘急略同，收引因寒而颤动，拘急因内风而颤动，前者宜温中散寒，后者当熄内风，以此为别耳。

秦进修

房后苦痛齿难启　识破病机症非奇

秦进修（1918～　），河南中医学院教授

1971 年曾治一女性患者王某，36 岁。当时病人偕其夫一同前往求诊，自认为得了"稀罕病"，难以启齿，便由其夫代述。患者 3 年来，每于房事之后，小腹疼痛如绞，腰痛如折，要卧床休息二三天，平时无明显症状，惟夜尿甚多。由于疾病的折磨，夫妻不能房事，带来了感情的不悦，异常痛苦。曾多方求医，服中药达数百剂，病仍不减，且渐觉心慌，少气无力，不敢吃陈皮、山楂、大麦之类药物，服这些药物后就感到心慌、少气更甚。观其舌淡胖嫩无苔，诊脉沉细无力，两尺尤甚。证属命火不足，中气虚弱。处方：

熟地 24g　山药 12g　山萸肉 12g　泽泻 9g　丹皮 9g　茯苓 9g　附子 10g　肉桂 10g　黄芪 30g　党参 30g　菟丝子 30g

5 剂后患者来述病情大减，已能房事。遂令继服 15 剂，病告痊愈。因念此病颇为痛苦，嘱其再服原方 50 剂，以防复发。后访 14 年未发作矣。

治疗奇症，关键是如何正确掌握和运用中医的辨证方

法，去分析和判断发生疾病的主要矛盾，即主要病机。然后以主病机为线索，步步深入认识疾病的本质，如此则奇症不奇矣！有些医者治病善于把疾病往书本上套，借以判断是何病、何证、用何药，遇到了奇症便不知如何开口动手。上述王案，自觉平时无恙，房事之后则发病，系房劳伤肾。再参以舌脉，不难看出病机之关键是肾亏，命火不足。肾气素虚，复因房事耗气损精，则肾中阴阳俱亏；腰为肾之府，府中空虚，无以温煦濡养脉络则腰痛如折；元阳不足，不能温煦腹中筋脉，络脉拘急，故腹疼如绞；气化失守，固摄无权则夜尿频作。先天病久累及后天中气，复以杂药乱投，徒伤胃气，使患者中气渐虚。如此纲举目张，竖子无遁，奇症可愈矣。

在辨证准确的基础上，如何精当有效地使用药物也是治疗奇症的又一关键问题。由于奇症常易出现一些错综复杂或彼此似乎没有联系的症状，所以医者应当在辨证的基础上，针对疾病的主证进行治疗，用药宜精宜专，所谓捣其中坚，使邪气离散无所统，而众悉溃。不可广络原野，杂药乱投。对于患者王某的治疗，用肾气丸补肾气益命火，用菟丝子"治男女虚冷，添精益髓，去腰疼膝冷"（《药性论》）。原方加黄芪、党参培补中气，诸药合用，功专而力峻，不止疼而腹疼腰痛皆愈，奇症消矣！

（张世民　整理）

刘选清

暴喑症，缩阳症

刘选清（1921～　），汉中市中医院主任医师

奇症者，奇特罕见也。凡为医者，在其医疗实践中，总是难免会碰到一些奇难杂证的。这类证候，或来势凶猛，致使医者束手无策；或千奇百怪，症状奇特，规律难寻，治疗颇感棘手。加之文献无载，先贤未及，临证时全凭医者扎实的基本功，独立思考，辨证施治，遣方用药，以求一战而胜，解除病痛。50年来，余在实践中接触到部分奇难杂症，有治愈的，有未效的，成功或失败，都有经验可汲取。现就曾经治疗的几例奇症，谈点体会，以供参考。

暴　　喑

医者临诊，无论其症状如何奇特，但只要有症状可辨，追根求源，寻求病因，以明其本，从本治之，则多可获效。曾治一暴喑患者，举述于兹。

患者庞某，男，44岁，职工。1962年元月16日初诊。

病史：失语4月余。4个月前，因情志大伤，突病暴喑，不能言语。然听力正常，言谈交往，需借助于书面文字。病后虽多方求医，中西并进而罔效。患者焦虑不安，苦恼非

常，以致胸胁不舒，眠差梦多，纳食无味，大便微干，小便略黄，面色无华，精神萎顿，忧郁烦躁，舌偏红，苔薄黄欠润，脉弦数。据舌脉见症，处以：

柴胡 3g　白术 3g　薄荷 3g　细辛 3g　菖蒲 3g　青皮 6g　蝉蜕 6g　郁金 6g　山栀子 9g　连翘 9g　茯苓 9g

水煎，日分3服。连诊3次，除仍不能言语外，其余见症均已解除。遂改用针刺治疗，取哑门穴，捻转进针，平补平泻，启针时有意强刺激，患者急呼"痛"！顿时语言恢复而痊愈。

暴哑失语，不同于先天聋哑人。其区别在于暴哑既无声，又无语，但听力正常。而先天聋哑人则虽有声而无语，且合并耳聋，故有"十哑九聋"之说。本案起病于情志所伤，久治未愈，且有胸胁不舒，眠差多梦，便干溲黄，忧郁烦躁，舌红苔黄，脉弦数等一派气郁化热的症状。《灵枢·杂病篇》有厥气走喉而不能言之论。厥气者，肝也。情志不舒，厥气上逆，结于喉窍，而致无语，实属致病之本，失语确系其标。标本既明，从本图治，乃治病必求其本之要旨所在，故获奇效。

缩　　阳

表证者，恶寒发热也。然临床中，有表证未解，里证又起者，亦有表里同病者。如何辨析清楚，是治疗疾病成败的关键。

患者曹某，男，农民。1963 年 5 月 30 日初诊。

病前，尚在田间劳动，并无恙疾在身，午后觉天气闷热而去水库洗澡，回到家中仅数小时，即暴病在身：寒战发热，覆盖两床棉被，仍全身颤抖，并可闻及牙齿撞击声。继则小腹急痛，四肢逆冷，阴茎抽动而痛，并有向腹内收缩感，且面色青，口唇紫，小腹痛而拒按，舌淡紫，苔薄白，脉沉而紧。如此暴病，极似房事感邪的阴寒证。为取佐证，遣使其母询问其妻，妻认允曰："洗澡前午休时又交媾过。"至此病因已明，证属精气暂夺，骤寒所乘，邪阻少阴。投以麻黄附子细辛汤加味，温散寒邪，破阴回阳：

麻黄 9g　附子 30g　细辛 9g　干姜 15g　桂枝 9g
吴茱萸 9g

连用 4 剂，诸症悉平而病瘥。

此症虽奇特少见，但只要详审病因，熟知医理，则并非难治。《伤寒论》301 条曾以"脉沉"、"反发热"立论，被历代伤寒论研究家公认为是"太少两感证"。其病多因素体阳虚，寒邪外中，直驱长入，必有肾精外泄，精气暂虚，骤寒乘袭少阴之患，乃属其变。医其应知常达变，方可百无一失。本例因于房事精泄，骤寒冷浴患病，若拘泥两感无"阴茎抽痛"之症，则必然误入歧途。况且少阴之肾，开窍二阴，精气外夺，寒邪内阻，亦当有之。今外现寒热之表证，内有脉沉、小腹拘急、阴茎内抽之里证，实属表里同病之两感证，投以麻黄附子细辛激发，重用附子，增入姜、桂，以破阴回阳；麻黄、细辛得桂枝，则外解表寒功著；加吴茱萸引姜、桂、附、辛直达少阴里证病邪所在，表解里和，病当自愈。然此证辨证的关键，当问出隐情，否则不可冒然行事。此等大辛大热之品，若非邪阻少阴之证，则下咽必成燎原之势，切记慎之。

（刘宗明　整理）

乔仰先

幼女早熟，治从肝肾
男童手淫，降火当先

乔仰先（1914～　　），上海华东医院主任医师

所谓奇症，谓奇不奇，任何疾病的发生、发展都有其相应的一定规律，正如《内经》所谓"有诸内者，必形诸外"，此有助于开启少见病、疑难病的治疗思路。善治者，虽无成法可循，但若抓住其主要环节，举一反三，以自己熟悉的治疗，去解决并不很熟悉的问题，多可迎刃而解。

小儿早熟、手淫，作为一种异常的身心发育，中医学古代文献未见此类记载，近代文献亦鲜有报道。乔老师凭其50余年的丰富临床经验，细察症情，辨证施治，治疗该类患儿2例，取得满意效果。

幼女性早熟

郑某，女，4岁。初诊日期：1986年11月21日。

昨日发现阴道出血，色红，量不多。两乳房增大，扪之有块。已在上海市某医院检查。视患儿身高、体重均与一般儿童无殊，乳晕无着色，亦无阴毛及腋毛生长，外阴幼女式。二便调，食欲可，舌质红，苔花剥，脉数。证属

肝郁痰凝，肾阴不足，先拟疏肝化痰、益肾止血为法：

春柴胡 5g　夏枯草 15g　半枝莲 12g　赤芍 9g　生熟地（各）10g　炒山药 15g　炙甘草 5g　红枣 15g

服用 7 剂。

二诊（1986 年 11 月 28 日）：本月 20 日阴道出血，5 天后即停止，余症同上。经某医院检查，诊断为"性早熟（假性）"。上方加山慈菇 3g、冰球子 4g、海蛤壳 20g，续服 14 剂。

三诊（1986 年 12 月 15 日）：乳房大小已正常，块物显著消散，尚剩极小乳核，舌苔薄，脉细数。上方去山慈菇（药源紧张），加用益母草 9g、牡蛎 20g，蛤壳改为 20g，益以蔻仁 1.5g 和胃。

后用三诊方随证加减，调理至 1986 年 12 月 26 日停药，计服中药 42 剂，诸症悉平。1986 年 6 月 1 日、1989 年 10 月 10 日及 1990 年 3 月 1 日随访，患儿无特殊不适，阴道出血未见，乳房正常大小，乳核消失。

4 岁幼女，阴道出血，乳房增大，并扪及块物，实属少见。究其病因，西医谓之"性早熟"，而未明原因。所谓"性早熟"，现代医学认为有真性假性之分。真性早熟，是谓"木已成舟"，过早进入青春期，貌似发育迅速，其结果往往是发育成熟早，体格显著落后于同龄正常儿童，其治疗也颇为不易。先生近来又治一 9 岁女孩，乳房发育如成人，伴有不规则之月经。女孩正常发育年龄大约为 12～13 周岁，该女孩提早进入发育期，尽管其本人和父母颇不愿意，但欲推迟其发育，缓止其月经已不可能，只能调理其月经，使其规则而已。而假性早熟，虽病因复杂，其中部分应该有治疗余地，且愈早愈好，如使用激素类药物治疗多有副作用。而中医药辨证施治可收同样功效且无副作用。本例病人，中医辨证当从肝肾着眼。成人乳癖，治多疏肝化痰，活血消坚，该患儿尽管年幼，但症情相似，在无先例可循的情况下，即沿用此法。又，阴道出血，初诊时以生熟地益肾凉血以止血，药后5天即止，后也未发，故治疗之着重点在于乳房增大和扪及块物。柴胡配夏枯草以疏肝；活血用赤芍、益母草；软坚消坚以半枝莲、蛤壳、冰球子、山慈菇、牡蛎等品。蛤壳、牡蛎软坚为常规用药，而半枝莲、冰球子、山慈菇，本为抗癌常用之药，取上药以化痰消肿，散结软坚，仅21剂，乳房即见缩小，乳核亦消散。继续守方调治，竟获全功。

男童滥服花粉致手淫

马某，男，5岁。门诊号：0020551。初诊日期：1988年2月25日。

患儿母亲代诉：1年来患儿阴茎时有勃起，常以手抚弄并俯卧床上摇动臀部，性情烦急不安。面色不华，食欲不佳，腹中时痛。舌质红苔薄，脉弦细。1年前曾常用花粉冲剂，数量不详。检查患儿，未见阴毛及腋毛生长，身高、体重、智力与阴茎、睾丸大小，和同龄发育正常的小儿相仿。此饮食不当，盲目进补，伤及小儿稚阴。又兼有腹痛、纳呆，考虑可能兼有虫积，证属肝旺肾亏，相火亢动，兼虫积为患。先以疏肝滋肾、清降相火及驱虫法治之。同时，嘱咐患儿父母切勿责骂小孩。方拟：

春柴胡 5g　炒山栀 6g　大生地 12g　炒山药 15g　山萸肉 6g　云茯苓 12g　肥知母 6g　杭白芍 15g　炙甘草 9g　使君子 12g　焦楂曲（各）12g

服用 7 剂。

二诊（1989 年 3 月 4 日）：药后腹痛减，食欲转佳，大便曾有一次排出蛔虫。但阴茎勃起、以手抚弄等现象仍如前，舌质红苔薄，脉细数。守前法加重清泄相火之品以缓缓图之：

春柴胡 5g　杭白芍 15g　炙甘草 9g　炒山栀 6g　肥知母 12g　川黄柏 12g　炒山药 15g　生熟地（各）15g　山萸肉 9g　云茯苓 12g　焦楂曲（各）12g　砂仁（打）2g　车前子（包）15g　使君子 12g　雷丸 4g

服用 14 剂。

三诊（1989 年 3 月 18 日）：近 2 周来，未见阴茎勃起及用手抚弄等现象，胃纳佳，腹痛未作，大便调。舌苔薄，脉濡。原方既效，效不更方，嘱坚持服药。以二诊方药加减调治，至 1989 年 6 月 17 日停药，共服中药 70 剂余，诸症俱消失。1990 年 2 月 2 日随访，患儿面色红润，精神振作，食欲大增，腹痛不发。阴茎勃起及用手抚弄等现象自 6 月 17 日以来已 8 个多月未现，患儿父母感激异常。

本例患儿，据其症状，似应属现代医学所谓的"小儿手淫"一症。现代医学将此作为小儿的一种不良习惯来处理，认为本病引起的原因大致有湿疹、包茎、包皮过长、蛲虫病等局部疾病引起局部瘙痒感，幼儿多因这些而酿成

"手淫"习惯。结合本例患儿，既未有会阴或肛门瘙痒主诉（大便排出的是蛔虫），也未见包茎、包皮过长和湿疹等，故如果将其病因归结于寄生虫等局部疾患，似较勉强。本例患儿"手淫"的原因是由于长期服用花粉制剂所致。目前市面所售蜂王浆、花粉等滋补药品，含有激素样物质，小儿稚阴稚阳、易虚易实之体，过早服用这类补品，是"拔苗助长"，破坏了小儿的阴阳平衡，导致"相火亢旺"，出现某些性欲亢进之征象，现代医学称之为"手淫"，如统属中医学广泛意义上的"过早发育"比较合适。不论是"性早熟"之疾，还是"手淫"之不良习惯，作为异常的身心发育，在临床上见到这些征象都应予以治疗。根据患儿父母亲所提供的症状，进行辨证论治，乃"肝旺肾亏，相火亢动，兼有虫积"。所谓肝旺，指肝经有热，肝火内盛；肾亏指肾阴亏虚，阴阳失衡。肝火亢旺，子病及母，必劫伤肾阴。肾阴不足，水不涵木，又致肝旺无制。两者相互为患。遵丹溪先生"相火寄于肝肾二部"之意，欲降相火先治肝肾，故立滋肾疏肝以降相火之法。方取知柏地黄丸出入。方中泽泻代以车前子，此乃先生独运之匠心。车前子，甘、寒，入肝肾诸经，有清肝之用，故与清相火之品为伍时，车前子较泽泻更胜一筹。《灵枢》云："肝足厥阴之脉……循股阴入毛中，过阴器……。"肝经有热，则阴茎易起，且性情烦急，常喜用手抚弄阴器。今以车前子配山栀，可清肝经之热，有助于阴器恢复常态。益以柴胡、白芍疏肝柔肝，合知母黄柏、地黄、萸肉等清相火、养肾阴之品，可使肝旺得平，肾阴得充，性欲亢进及性情烦急之征得除。鉴

于苦寒之品颇多，服用既久，易伤小儿脾胃，更应从先贤
"小儿脾常不足"之训，故方中用楂曲、砂仁配炒山药以健
脾和胃。先生于脾胃病证也颇有心得，平素喜用砂仁、蔻
仁配焦楂曲、炙鸡内金或炒麦芽以开胃和胃。认为脾胃不
败，方能健运助食，使患者坚持服药。尤其小儿，脏腑娇
嫩，岂可因治此疾而引他疾？顾此失彼，医之大忌。正如
李中梓所云"胃气一败，百药难施"，此不可不知也。

　　祖国医学虽无性早熟及小儿手淫这类名词和相应记
载，但对人体正常的生长、发育及衰老过程有着精辟的论
述。《素问·上古天真论》云：女子"二七而天癸至，任脉
通，太冲脉盛，月事以时下……"；男子"二八，肾气盛，
天癸至，精气溢泻，阴阳和，故能有子"。这里的"肾气盛，
天癸至，月事以时下"、"精气溢泻，有子"俱为正常的生
理发育现象，并且这些现象的出现是以"二七"或"二
八"作为年龄界限的。现代医学所论及的男女发育年龄，虽
与此不尽一致，但应该说有一个共同点，即发育年龄与这
样一个正常界限不相符者，皆视为病态，超过者，为发育
迟缓；提前者，为过早发育。本文所介绍的 2 例病案，患
儿都远距发育年龄，却提前出现了某些发育及性欲亢进的
征象。其中 1 例患儿，经现代医学检查，确诊为"性早
熟"。另 1 例虽未经确诊，但就其症象而言，属中医"相火
亢动"范围。况且使用清泄相火的知柏地黄丸加减治疗，取
得满意疗效，以方测证，足见该例患儿"相火亢旺"一证
成立。虽同时也有虫证，但排出的是蛔虫而非蛲虫，该小
儿为男性，且无肛门或阴部瘙痒不适之诉，可知本患儿引

起"手淫"的原因不是寄生虫，而是由于服用花粉导致了机体阴阳的不平衡（体内性激素水平相对升高），出现了"肾阴不足，相火亢动"的征象。该患儿的症状，可作为广泛意义上的"早熟"来认识。治疗时，首先容易考虑到的是"肾"这一环节。肾作为机体的生长、发育、生殖、衰老整个过程的主要生理环节，当机体的生长发育出现畸形时，便首当其冲地成为发病的主要病理环节。又乳房、外阴与肝相关，且相火为肝肾所藏，所以把肝、肾作为两个主要的病理环节，可谓"切中肯綮"。结合辨证，病机为"肝旺（肝经有热、肝郁痰凝）、肾亏（肾阴不足）→相火亢动"。具体施治时，又根据症情，各有侧重点之不同。如前例，其阴道出血（尚不能确定为正式月经）5天即止，后来未再现，故初诊治疗时仅以生熟地益肾凉血来止血，而主要着重点在于疏肝消块，活血软坚。值得提出的是，王肯堂曾云："妇女童幼，天癸未行之间，皆属少阴；天癸既行，皆属厥阴；天癸既绝，乃属太阴经也"。后人遵此逐渐形成了"妇人童幼从肾治，成人从肝治，绝经后从脾治"的观点。先生却一反常规，四岁幼女，治重疏肝化痰，活血消坚，而略顾肾元，也取得满意效果。这说明，妇人童幼时不仅可以从肾治，也可以从肝治或从肝肾论治。对此，先生解释道，小儿脏腑"肝常有余"，且小儿情志致病（肝郁）亦非少见。治肝与治肾孰轻孰重，只能视病情而定，岂可一概而论？

（赵　卫　整理）

傅再希

痰中蛆虫非痨瘵　乌梅丸汤效验彰

傅再希（1899～1984），原江西中医学院教授

　　吾乡杨有元之妻，患洒淅寒热，咳嗽痰沫，不久痰中出现蛆虫，蠕蠕活动，百治无效，骨瘦如柴。人多谓是痨，亲人亦不敢与接触。后求治于老师李圃孙先生。先生诊之，笑曰：非痨虫也。乃处以乌梅丸方，不数剂而愈，远近俱以为神。迟十余年，先师已去世，此病又发，乃求余为之诊治，出示先师昔日原方，即乌梅丸作汤剂服，不曾加减一味。余遂照抄一遍，亦未加减，嘱其遵服，亦数剂而愈。可见乌梅丸之疗效，不仅限于吐蛔一端，其他虫证，推广用之，亦能有效。

　　痨瘵之病，见于古代方书，谓为痨虫所致，有尸疰、骨蒸、淹殗、伏连诸名目，死后传染骨肉亲属，常至灭门，可能古时有这种慢性传染病，不可尽谓无稽。惟《道藏》中所传《上清紫庭追痨仙方》画出六代痨虫变化形状，颇涉怪诞，似为方士妄造，不足信也。其图说转载于王肯堂《六科准绳》中，因之世俗相传。对于肺结核患者，仍谓是痨虫所致，死后多用油煎鸡蛋掩其口，云可诱使痨虫入鸡蛋内，免至飞出害人，殊可嗤笑。但现代教材中亦有瘵虫

之说，不见有虫，而于肺痨方剂之中加入杀虫之药，似不符合临床实际。需知肺中生虫，虽事所恒有，如杨有元之妻，即其显例。但其虫不是古代所说的尸虫、瘵虫，与《紫庭仙方》所绘形状显然不同，其症状亦与痨瘵显有区别，不可附会古书而谓其同于传尸瘵也。

（傅幼荣　整理）

晏鹏程

潮热过后黧黑貌　温肾通络气血调

晏鹏程（1928～　　），川北医学院主任医师

黧黑证临床尚属少见病候，历代医籍中也少有记载。《外科正宗》有云："黧黑又名黑奸黯，由肾亏火旺，血虚不荣，火燥结滞或肝郁气滞所致。发于面部，女性多见"。

患者强某，女，22 岁，工人。1987 年 8 月 27 日就治。

去年秋金之季，病发高热，其后，病缠绵不愈。9、10月份遂开始四肢及脸部、颈项部每天潮热、发红二三次，色似殷红。潮热发红隐隐退后，则呈现煤烟熏染状灰黑色，继之四肢、脸部发凉，畏风怕冷，浮肿，关节酸楚，手指屈伸不灵。今年 3 月又曾发高热 1 次，体温达 40℃，中西医药百治无效。病程经过十一二天，发热症象骤然冰释。经某医院检查报告：血沉 100mm/小时，抗"O"阳性，其他化验检查均呈阴性，诊断为红斑狼疮、贫血。

诊见形体消瘦，神色憔悴，少气懒言，倦怠乏力，经常发热低烧，心悸，气短，阵阵头晕痛，但都不治而症状缓解。每天脸部、颈项及四肢发红潮热后，仍转为烟熏灰色，肌肤甲错不润。夜间出冷汗多，常于夜半鸡鸣前，身发潮热，关节疼痛难忍，身上、脸面肌肤瘙痒，忐忑不安，

睡卧难眠。手指缝间及背部有小丘疹似白瘩可见，掉头发甚多。解小便泡沫多，酸臭，大便正常，月经史正常，父母否认传染病史。

日晡潮热，一般多发于午后阳中之阴时。该患者体质素虚，来家就诊，正好是午后3时左右。看病尚在询问病史，患者即发潮热泛红、头昏、心悸。当即诊得脉搏沉细而数。听诊：心律齐，心率100次/分，血压14.6/9.3kPa，舌质淡嫩，唇绀不润，舌苔滞黄无津。询之口亦不渴。随即躺卧半小时许，病情缓解。观其潮红发热证情与患者主述一致。

细揣病情，患者体质素虚，秋令感伤，恰值夏月发泄之后，病发高热，卫气不得泄越而郁久不解，邪热传里，阳明燥热过盛，太阴营阴不足，造成阳实而阴虚之势。又热极似水，穷必及肾，每多肝肾耗伤，精气被夺。胃气逢夏常呈虚性兴奋而潮红面热，四肢体表亦呈现潮红征兆。久病而真阴亏损，火无水制；又因秋令风、湿、燥邪感之，伏气久恋，下迫伤及肝肾，故阴虚而发热，多表现为午后或夜间潮热。本病例常在五更鸡鸣阴尽阳升之时，阳越升腾，风湿与之相搏而欲得汗解夺路，但欲解而不解，故有皮肤瘙痒、肌肤白瘩。小溲泡沫多，系风湿不为阳气所化之征。

本病以烟熏黧黑之状呈现于体表为特征，又怎么认识呢？盖因风湿伤及阴血，络脉不利而瘀；风湿久恋肝肾，邪毒伤及真阴而阴不济阳，阳为湿恋而虚损，肾脏阴阳平衡失调（肾脏功能失调，机体处于负氮平衡状态），就可出现肾阴虚、肾阳虚的症状。黧黑为湿邪与瘀血聚合、火燥结滞的临床表象，黧黑晦暗实为肾阳虚衰之确征。

综合上述症状及病因、病理的思考的分析，本病例属新感秋令燥、热、湿为患。或因病久衍失治，营卫气虚，本病例属新感虚损，酿成的黧黑奇证坏证。法当通络扶阴温肾为主，兼治其科。选方八味、当归四逆化裁而观察疗效：

生地 15g　熟地 15g　当归 12g　茯苓 10g　白芍 15g桂枝 5g　细辛 3g　丹皮 10g　枣仁 12g　山药 5g　泽泻 12g　附片 12g　鹿角霜 20g　蚕砂 15g

药煎成后，加入蜂蜜、童便混合冲服，1 日 3 次。嘱服 2 剂后，复诊以观察效果。

谁知去后 20 日余不见前来，思及这种少见之症，虽疏方图治，但未敢自信，欲前往病家探访。忽一日，患者随其母来家致谢，称道：服第一剂后，症状大减，服完第二剂，约 5 天后，日晡潮红发热之症全消。原方继续服用 8 剂，诸症竟然得痊。

张羹梅

怪病未必皆治痰　难症更须疗其本

张羹梅（1905～　），上海中医学院主任医师

益肾泻火治愈啮舌

王某，男，60岁。门诊号：78/54315。

睡眠中，不自觉咬舌，下颌关节时有活动不利。病已半年，经中西医多方治疗无显效。舌边尖红，苔薄腻，查其脉弦数，拟清心火为治：

川连3g　黄芩9g　黄柏9g　生地12g　山栀9g　木通4.5g　连翘9g　莲子心2g　生苡仁12g　六一散18g（包）

二诊：上药服3剂后不效，思怪病莫忘治痰，于前方加礞石滚痰丸9g（分吞）、制南星4.5g。3剂。

三诊：下颌关节活动好转，啮舌同前。脉弦，苔薄腻，改用益肾法为治：

生地12g　龟板12g　川柏9g　知母9g　仙灵脾20g　菟丝子12g　怀牛膝12g　赤芍9g　丹皮9g　茯苓12g　炙甘草3g

四诊：服4剂后，啮舌已好转。舌干，舌中裂，脉弦。

前方加川石斛 18g、鲜茅根 30g，再服 4 剂。

五诊：啮舌止，偶有头痛。前方加石决明 30g，续服 7 剂，诸症均除。

啮舌一症，西医各科书籍未见记载，近代中医文献也罕有报道。此例先以"心火上炎"论治不效，续以怪病多痰论治，又少效。据《证治准绳》载："……少阴气至，则啮舌；少阳气至，则啮颊；阳明气至，则啮唇矣。视主病者，则补之"。本例啮舌属肝肾不足，血不养筋，则关节活动不利；水火不济，则阴火上冲。遂以补肾泻阴火之法治之，4 剂见效，8 剂该症已除，终获痊愈。

疏肝宽胸法治愈食道裂孔疝（恶心呕吐腹泻）

沈某，女，60 岁。门诊号：78/137183。

症见：脘腹不舒，有恶心呕吐，腹泻，每月发作一二次。舌苔薄腻，脉弦细。病已 8 个月余，外院 X 线摄片检查诊断为"食道裂孔疝"，用中西药物不能制止发作。中医认为此病为肝郁气结而致。盖肝为刚脏，喜舒畅调达，肝气失疏，郁而气结，疝气乃成。方拟疏肝理气、宽胸解郁为治：

全瓜蒌 15g　薤白头 9g　全当归 10g　赤白芍各 10g　旋覆花 9g　代赭石 30g　川楝子 9g　延胡索 9g　橘核 9g　荔枝核 9g　吴茱萸 3g　生甘草 3g

服药 4 剂后，矢气多，脘腹舒畅。共服 30 余剂。随访 5 个月余，食道裂孔疝未再复发。

食道裂孔疝是指部分胃囊经正常横膈上的食道裂凸入

胸腔。发作时多伴嗳气、恶心及胸脘区疼痛感，可伴发上消化道出血。西医内科无特效治疗方法，外科手术复发率较高。本例以白芍、川楝子、延胡索、橘核、荔枝核疏肝理气，旋覆花、代赭石和胃降逆，赤芍、当归活血养血，瓜蒌仁、薤白头理气宽胸止痛。使肝气得疏，气机舒畅，则疝气自解。

补中益气法治愈食道憩室
合并胃下垂（呕血腹痛）

张某，女，24岁。门诊号：61908。

6年来，腹痛反复发作，经常有呕血，据钡剂造影示：食道中段憩室，胃下垂，胃小弯在盆腔内。经药物及组织疗法等治疗无效。苔薄腻，脉无力。证属中气不足，脾失健运。中气下陷，腹乃胀痛；脾不统血，则呕血频作。法拟补中益气为主，气壮则腹胀消，脾健则血自摄。方用：

党参 12g 炙黄芪 18g 全当归 9g 炒白芍 12g 焦白术 9g 茯苓 12g 炙甘草 3g 炙升麻 4.5g 三七粉 3g（分吞）

二诊：前方服后半月，自觉较安。腹仍有胀感，饿时稍安，曾呕血 1 次，苔薄脉细。予原方 4 剂。

三、四、五诊：治疗 2 月后，呕血止，食后略有脘腹胀感。前方加香橼皮 6g。3 月后食道钡剂复查：憩室消失，胃仅下垂 3cm。改用下方，以善其后。

党参 9g 黄芪 12g 当归 9g 白芍 9g 柴胡 3g 升麻 4.5g 白术 9g 茯苓 12g 炙甘草 3g 瓦楞子 30g

一般食道憩室证候不多，在增大时可产生梗阻及吞咽困难、不适、疼痛，局部并发症有炎症、溃疡、出血、穿孔等。西医除了在有严重证候或并发症时予手术切除外，无其他治疗方法。依临证经验，以解除各种兼症治其标，投以补托之品治其本，从而恢复其食道正常机能。若为牵引性者，宜加软坚化痰之品。本例诊断明确，且伴有炎症及反复呕血等并发症。张老以党参、黄芪、白芍、当归等补益气血，以白术、茯苓、甘草协助健脾，三七止血，升麻为胃之引经药，又有清热解毒之功，促使药物达病之所在。本例于3个月后复查，不仅食道憩室有改善，且重度胃下垂亦缓解。

蒋日兴

多　骨　症

蒋日兴（1912～　　），桂林市中医院主任医师

1946 年秋，广西伪民政厅长张某命人邀余为其兄出诊，见一奇症。

患者 65 岁，数月前患大热病，经治愈后十余日，于左下腭白齿部突然长出横牙一颗，其利如锋，直插舌底，致口舌俱肿，饮食张口均感困难，先后数次前往请牙医拔除，或以砂轮磨平，或自行折断，但不越旬日复出如故。后在某医学院牙科拟手术治疗，临手术时方知患者出身显赫，且年事已高，惟恐手术失败而遭横祸，不敢手术，嘱患者另请高明。患者知我家传六代中医，延余诊之。

诊见其左下腭白齿部有一骨片，直抵左舌根部，致腭部及舌根肿硬疼痛，张口困难，吐字含糊不清，同时患者出示其本人用手折断之骨片与余观之，为长约 15mm、厚约 3～4mm 之骨质物。询其病情，知其眠差易惊，心悸不宁，夜间咽干但不欲饮，大便尚可，每溺时必发晕厥，若平卧片刻，将其溺分数次排出方可避免。其脉虚大，重按无力，两尺尤甚，舌质稍淡黄。此罕见之证也。余细度之，《内经》云："肾主骨"，"肾为先天之本，司二便"。又云："齿

为骨之余"。今肾元不固,虚火上炎而牙齿松动,或生多骨,在下则小便失禁或溺时晕厥。法当温固肾阳,引火归元,针灸与汤药并用。处方:金匮肾气丸加牛膝。

附子 15g　　肉桂 6g　　熟地黄 20g　　牡丹皮 6g　　山药 12g　　茯苓 10g　　山茱萸 10g　　牛膝 12g　　泽泻 6g

针合谷、肾俞。

直接灸:气海、关元、三阴交、女膝(经外奇穴,位于足后跟部正中白肉际)。

患者久病知医,往昔群医皆投大剂石膏清热之品,而今见余以附桂投之,惊诧而色变,不欲服之。吾反复解释,此证以溺时晕厥、至夜咽干而不欲饮、其脉虚大、重按无力、两尺尤甚为辨证要点。患者仍甚狐疑,吾则退而告之:"汝如恐生变,可以此剂含于口中,倘无不适则咽之,如有变则吐之亦未晚也"。患者将信将疑,果将汤药含于口中,徐徐呷服。次日自觉横牙不复锋利如前,且能少许进食。继服上方 10 余剂,并施以针灸如前法,以竟全功。此后横牙自消,不复长出矣。

上证极为罕见,患者病愈后,曾乞名手书"世代名医"四字并详书其病证及治疗过程,勒之于匾,悬于吾门楼之上。且患者妻至今健在,尚屡向乡间提及此事。折断之横牙纯系骨质,何故经治疗后自行消退?吾业医 50 年余,至今犹未尽解。中医学认为,肾气虚弱,或因生疮日久,或失治复遭寒邪侵入,与脓毒凝结,借人之气血化成多骨,多见于腮、腭、牙床、眼胞、颏下等部位。患者溺时晕厥,其脉虚大,重按无力,两尺尤甚,且年逾花甲,说明肾气已虚。虽症见患处肿硬疼痛，张口困难，亦非实证，乃肾元不固，虚火上炎故也。群医不辨，投以石膏清热之剂，实为假热之象所蒙蔽。吾独以温固肾阳、引火归元法治之而奏全功。

（蒋建成　整理）

丁济南

血栓性血小板减少性紫癜案

丁济南（1913～　），上海第二医科大学主任医师

血栓性血小板减少性紫癜，亦称血栓性出血性紫癜，是一种以微血管病性溶血性贫血、血小板减少性紫癜、神经系统症状、肾脏损害以及发热为主要特征的一种罕见的病症。其病因与发病机理至今未明，可能是一种多因性疾患，与机体对药物的反应、药物和毒物对红细胞与血小板的直接损害、病毒感染、免疫因素以及某种血浆因子缺乏等有关。至今国内对本病治疗效果不显，病死率极高。余在1982年曾治验一例，现介绍如下。

患者张某，男，43岁。8月30日会诊。

自诉口腔渗血6天，伴血尿、便血、皮肤出血2天。在1982年8月18日拔牙后，伤口渗血不止，翌日畏寒发热（40℃）。经治体温转常，但渗血未止。22日全身皮肤出现散在性出血点，伴血尿、便血。查尿：蛋白（＋＋＋＋），红细胞（＋＋＋），白细胞（＋），管型2～4/高倍视野；大便潜血（＋＋＋）；血常规：红细胞2.92×10^{12}/L，血红蛋白80g/L，白细胞5.3×10^9/L。血小板28×10^9/L，血浆副凝固试验阳性；凝血酶原时间测定，16.8秒/13秒。白陶

土部分凝血活酶时间测定，49 秒/39 秒。凝血酶时间测定，54 秒/17 秒，加甲苯胺蓝纠正 14 秒。优球蛋白溶解时间测定，＞120 分，未完全溶解。拟诊弥漫性血管内凝血，原因待查，于 24 日住院。26 日患者出现精神神经症状，烦躁不安，神萎不语，意识朦胧。28 日神志深度昏迷，抽搐，两眼向右上侧凝视，曾有颈项强直，四肢肌张力时高时低，双侧病理反射阳性。血涂片，成熟红细胞的形态：成熟红细胞淡染区扩大约（＋），大小不一（＋），易见异常红细胞及红细胞碎片，异常红细胞占 20.6％。血小板 $24 \times 10^9/L$。确诊为血栓性血小板减少性紫癜。

8 月 30 日邀余会诊时，患者神识昏糊，兼有抽搐，身热（37.7℃），喉中痰鸣，苔薄腻，脉大滑。急则治标，先以益气摄血、清热开窍祛风为治。处方：

党参 15g　炙升麻 3g　生地炭 15g　藕节 15g　煅龙骨 12g　水炙远志 3g　牡丹皮 9g　炒防风 12g　石菖蒲 9g　地丁草 15g

紫雪散 6 支，日服 2 支。

3 剂后随症加减，去紫雪散，加安宫牛黄丸、羚羊角粉、水牛角、炒荆芥、蜷螂虫。呃逆频作加公丁香；痰湿重加苍白术、制川朴、陈皮、姜半夏等。10 剂后抽搐改善。17 剂后，深度昏迷已 19 天的患者神志清醒。连服 50 剂，热退，便血、尿血、皮肤出血止，仍神疲乏力，下肢酸软，苔薄，脉细弱，以调理气血善其后。处方：

党参 9g　生地 9g　丹参 9g　京赤芍 9g　水炙远志 3g　石菖蒲 9g　枸杞子 9g　夜交藤 9g　炒枣仁 9g　生甘

草 3g

12月2日查尿常规：蛋白少量，尿糖（一），红细胞（一），白细胞少。血常规：红细胞 3.40×10^{12}/L，血红蛋白 98g/L，白细胞 7.315×10^9/L，血小板 176×10^9/L。患者于12月10日治愈出院。随访6年余，未复发。

本病属"血证"、"发斑"、"虚劳"等范畴，以气虚与热病为主。气虚则不能摄血，热盛则易动血。元气虚损常兼邪热（热毒）或虚热，燔灼血络，迫血外溢，故有紫癜、尿血、便血、发热等症。邪热每耗伤阴液，出血之后则阴液益亏，故致阴虚阳亢，化热生痰；痰热交结，内闭心包，引动肝风而致神昏、抽搐。故急以宜益气摄血、清热开窍、祛风为治。对于血暴出者，可用人参或党参、黄芪、炙升麻等以益气摄血，升阳固本，救燃眉之急。《辨证录·血症门》载："血热妄行，不清火而反补其气，因由于气之虚也。气虚则不能摄血，血得火而妄行，逢窍则钻，今补其气则气旺矣，气旺自能摄血"。对血热妄行者，治宜清热解毒，凉血止血，予犀角地黄汤。有神昏抽搐者，按病情可用紫雪散、安宫牛黄丸等凉开之剂。紫雪散清热解毒、镇痉开窍，以清热镇痉为强；安宫牛黄丸清热解毒，祛痰开窍，以清热解毒见长。对阴虚内热者，可予大补阴丸、二至丸等滋阴清热，凉血止血。用荆芥、防风者，意在祛风解表，亦有抗病毒、抗过敏之意。

徐梓柏

偏盲症，脑干炎后吞咽困难

徐梓柏（1886～1982），四川名医

偏　盲

病员姜某，女，16 岁。

主述阵发性偏盲，伴头痛 1 年多。病员从 1977 年 8 月起突然发生双目右侧同侧看不到东西，约 1 小时后视力恢复，旋即出现前额剧烈针刺样疼痛，重时呕吐，不敢视物，2～3 小时后缓解。初起 2～3 周发作 1 次，以后 1 周左右即发作 1 次。家族中无类似病史。西医检查，神经系统正常，眼底正常，脑电图示轻度异常脑电图，诊断为血管性头痛、左枕叶血管痉挛，经治疗无效。

1979 年 2 月 7 日初诊，发作症状同上，且每天均感头昏眼花，视物不清，心烦易怒，睡眠差，记忆力下降，面色青黄而晦滞，一般情况可，大便干结，平素喜食辛辣香燥厚味之品，常有胃痛，平日性情抑郁，舌质红，苔黄厚，脉象双寸浮滑，右关沉数，左关沉弦。此为表邪，未解，气火上冲所致，治以解表祛邪，清降气火。处方：

山栀仁 12g　郁金子 12g　香藁本 10g　粉葛根 10g

生南楂 12g　炒麦芽 12g　老苏梗 10g　酒黄芩 10g　连翘壳 12g　白杏仁 10g　火麻仁 12g　陈枳壳 6g　生甘草 3g　金钱草 12g

　　4 剂。2 月 27 日复诊，服上方后未再发作，头昏眼花亦大有好转，大便畅行，舌红苔薄，脉右寸浮，左关弦。邪热已减，继前法，酌加疏风清肝之品，处方：

　　白菊花 12g　白蒺藜 12g　草决明 12g　炒蚕砂 12g　山栀仁 12g　郁金子 10g　香藁本 10g　生南楂 12g　炒麦芽 12g　老苏梗 10g　生甘草 3g　金钱草 12g　刺力根 12g　水灯芯 12g

　　3 月 13 日三诊，4 剂后，偏盲、头痛未再发作，头昏眼花进一步好转，可看书学习，但时间过长亦感眼花，近 2 日外感咳嗽，处以疏风解表、宣肺止咳之剂，方略。

　　5 月 22 日又诊，2 个月来没有发作。近 2 周来因准备考试，熬夜后又有发作，但症状较前减轻，持续时间减少，约十多分钟即过，发后头昏、食差。舌红苔薄腻，脉寸浮，弦数。继前法，处方：

　　冬桑叶 12g　白菊花 12g　夜交藤 12g　酒黄芩 10g　蔓荆子 12g　香藁本 10g　白芷尖 12g　山栀仁 12g　谷精草 12g　花青皮 10g　炒麦芽 12g　生甘草 3g　金钱草 12g　刺力根 12g

　　4 剂。服后即未发作。

　　8 月 13 日再诊，前几天因吃辣椒过多，又发作 1 次，先是突然感觉双眼昏花看不清东西，十余分钟后，视力恢复，但感头痛，以右侧头顶部为重，痛势较以前轻，且此次未出现偏盲，尿黄，口渴，舌红苔薄黄，脉细数，寸浮大。此为阳明燥热，兼感暑热，治以清热解暑。处方：

桑叶12g　菊花12g　白芷12g　天花粉12g　石斛12g　酒芩10g　连翘12g　葛根10g　生甘草3g　六一散（包）12g　金钱草12g　知母10g　灯芯12g　荷叶1角

4剂。服后未再发作。后以下方为主加减调理，重在平肝清热：

白蒺藜12g　石决明12g　谷精草12g　炒蚕砂12g　白菊花12g　天花粉12g　山栀仁12g　生白芍12g　生甘草3g　金钱草18g　刺力根12g　水灯芯12g

继续治疗月余，病员完全康复。追踪观察2年，除偶因外感、熬夜、过食辣味后稍感头昏眼花外，一直没有偏盲、头痛等症发生。

眼之能视物，赖五脏六腑的精气上行灌注于目，且与肝肾关系密切。"肾藏精"，"肝开窍于目"，"肝和则目能辨五色"，若精气不能上溉，肝气失和，肾精不足，均可导致视觉异常。头为诸阳经之会，足厥阴、足太阳、足少阳、足阳明经均上行于头，故头痛与此四经密切相关。

本病发作不定，发后复明，显然是气血逆乱所致，而非虚证。分析其病机是因其素喜辛辣香燥，以致阳明胃热蕴积。加之气郁不舒，郁而化火，复因外感风寒湿邪未得清解，阳气为之窒塞，清阳因之不升，浊邪得以上逆，乃致肝胆风火挟阳明邪热上扰清空，气血逆乱，精明失用，遂发为偏盲等症。外邪未解为此病的主要原因之一，正如《灵枢·大惑论》所说："故邪中于项，因逢其身之虚，其入深，则随眼系以入于脑，入于脑则脑转，脑转则引目系急，目系急则目眩以转矣"。此病员面色青黄晦滞，双寸脉浮滑，是外邪尚存；头昏眼花，心烦易怒，左关沉弦，是气火内伏；喜食香燥，大便干结，苔黄，是气火内伏；前额痛甚，右关沉数，是阳明热甚。故治疗亦据此立法，以解表清里、清降气火为治疗原则。首方以藁本、苏梗、葛根解表疏风，散寒胜湿；山栀仁、郁金、金钱草清少阳气火，散肝胆郁结；酒黄芩、连翘、火麻仁、枳壳、生南楂清泄里热。外之表邪得解，内之气火得降，邪热得除，故服之效良。其后治疗亦守此法，随症加减。随着表邪逐步得以清解和气火的逐渐平复，病情亦逐渐减轻。治疗中始终重在清解，是因徐老认为祛邪即以扶正，清热亦是养阴。且此病员为一少年，生机旺盛，本有自愈之机，医生只要施药除其病邪，其体自能随之而安。若妄施滋补，反致病深难解。

脑干炎后吞咽困难

病儿某女，4岁半。住院号 0172369。

7天前发烧（39℃），呕吐 2 次，头昏，多汗。3 天前出现吞咽困难，食物及水均不能咽下，于 1978 年 6 月 11 日入院。检查：神清、口不歪、口内有大量痰涎潴留，悬雍垂微偏左，咽不充血，扁桃体肿大Ⅱ度，无脓性分泌物，颈无抵抗力，四肢活动正常，未引出病理征，心肺正常，腹软，胸透、脑脊液均正常。西医诊断："脑干炎"。给予输液、抗生素及能量合剂等治疗。

6月13日请徐老会诊。症见病儿不能吞咽，烦躁不安，身热，喉中痰鸣，胃脘按之痞满稍痛，大便3日未解，尿黄，舌质红，苔黄厚腻，脉滑数。证系热扰胸膈，兼夹痰食，治以泄热化痰消食。处方：

焦栀子9g　淡豆豉9g　小枳实9g　姜汁雅连4.5g　法半夏6g　炒谷芽12g　炒麦芽12g　莱菔子12g　刺力根12g　灶心土1小块

1剂。嘱多次少量频喂，如吐再喂。开始服药时仍吞咽不下，随喂随吐，吐出多量痰涎后，渐能咽下少许药水，情绪稍觉安定，次日热减，大便1次，量多色深臭秽。

二诊（15日）：诸症已减，苔渐化，继以前法。

焦栀子9g　淡豆豉6g　小枳实7.5g　姜汁雅连4.5g　法半夏6g　慈竹茹9g　炒谷芽12g　炒麦芽12g　莱菔子12g　生南楂12g　刺力根12g　金钱草12g

2剂。病情日趋好转，至16日后吞咽基本恢复正常。再以和胃消食健脾之剂调理善后，于6月26日痊愈出院。

此病乃外感时邪未解，下陷留滞于胸膈之间，扰及心神，故烦躁懊侬不安。加之原有饮食停滞，食邪化湿生热生痰，与外来之邪热相合，停积于胃脘，则心下痞满，按之痛。痰热壅于胃口，随气火上逆，阻滞于咽嗌之间，咽嗌失其通降，故吞咽不能。本病的临床表现虽然是以吞咽困难为主症，似乎病在咽部，但其病之本却是在胸膈胃脘之间，故以栀子豉汤合半夏泻心汤加减，以治其本。成无己曰："邪热客于胸中，结而不散，故积热而胸中窒塞，与栀子豉汤以吐胸中之邪"，"阴邪传里者，则留于心下为痞，以心下为阴受气之分，与半夏泻心汤以通其痞"。本方以栀子豉汤之苦以涌吐，寒以胜热，既能吐胸中之邪，又能宣泄邪热，清热除烦，故得吐而不停服；以半夏泻心汤之姜汁雅连、法半夏辛开苦泄，消痞化痰；因中气不虚，故不用参、草、枣，而加枳实宽中行气，以荡积食；并佐炒谷芽、炒麦芽、莱菔子、刺力根消食化痰；再加灶心土调中镇胃，合而共达宣散邪热、消痞化痰之目的。是方源于古方，但不泥于古方，灵活化裁，切合病机，故一投即获良效。

　　　　　　　　　　　　　　　（刘小凡　整理）

陆干甫

全身脱毛症

陆干甫（1924～　），四川省中医研究院研究员

人体阴阳偏颇失衡，是疾病发生的根本原因，故调整、恢复阴阳相对平衡，是厘定治法的基本原则，做到"谨察阴阳所在而调之，以平为期"。昔谓"阴病治阳，阳病治阴"，其义精湛，张景岳深谙此理，他说："善治阳者，必于阴中求阳……，善治阴者，必于阳中求阴。"据此以治全身脱毛症，收效良佳。

赵某，35岁，工人，1982年2月9日就诊。

病者于1980年12月中旬某日起，头发在1日内全部脱落，继则眉毛、胡须、阴毛、汗毛相继脱尽。毛发脱落前无明显诱因，时发红疹，不痛不痒，时发时止，同时性功能减退，大便时干或溏软，食欲尚可，无饮酒、吸烟史。因工作需要每周值夜班1次，性格内向，不善与人往来。曾在某医院诊为内分泌失调、植物神经功能紊乱等。中医诊为肾阳虚、血虚……叠服桂附八味丸、八珍汤、人参养荣汤（丸），并经地塞米松等治疗，全无疗效。病后情绪烦躁，睡眠梦多，口燥不思饮，肌肤失润，干燥不适，自谓皮肤绷急，摩擦稍缓。舌质淡红，薄黄苔，乏津，脉关弦而尺

弱。辨证：肝肾不足，营血郁滞。

治法：滋养肝肾，和营通脉。处方：

炙首乌30g　生地30g　女贞子30g　旱莲草30g　桑椹子30g　丹参30g　赤、白芍各10g　川红花10g　苍术12g　焦柏10g　炒泽泻12g

二诊（1982年3月24日）：上方服32剂后，头部逐渐生长出白色细毛，半月后毛色变黑。大便稀，舌苔同前，脉弦已稍缓，尺部仍不应指。拟固肾充益精气，养肝滋润营血。处方：

生地100g　熟地100g　枸杞62g　炙首乌100g　女贞子旱莲草各100g　桑椹子200g　巴戟天62g　淫羊藿62g　黑故纸100g　丹参100g　红花62g　焦楂62g

丸剂，每粒重10g，每次1粒，日服3次。

三诊：毛发继续慢生长，药后无何不适。丸方去女贞、旱莲，加菟丝子100g、怀牛膝100g，炼蜜为丸。服法同前。

四诊：眉毛已生少许，头发增生更茂，腋毛未生，汗毛依稀可见，眠食均可，大便已正常。脉两关弦缓，两尺沉涩，久候应指。三诊丸方再加黄芪150g，阿胶150g，服如前法。

五诊：腋毛已生数茎，情况良好。舌正，脉平。四诊方再服丸剂1剂。

六诊：1983年3月12日，头发、胡须、眉毛、腋毛、阴毛、汗毛已全部生长如常，性功能亦复常，病告痊愈。

谭敬书

耳 闭 治 验

谭敬书（1931～　），湖南中医学院教授

王某，男，39 岁，技术员。1980 年 8 月 26 日初诊。

主诉右耳闭胀不适感，过劳、多言或高声朗读（英语）则症状加重，伴耳鸣、听力减退，吞咽时耳内"拍拍"作响，历时 2 个月余，经治疗未效，并见面色萎黄，头晕，倦怠乏力，食欲欠佳，舌质淡嫩有齿痕，苔薄白，脉虚缓。检查：右耳膜混浊，捏鼻吸气和呼气时，可见鼓膜内外扇动，音叉检查呈轻度传导性耳聋。左耳正常，鼻腔未见特殊。诊断为耳闭（咽鼓管异常开放症），证属中气虚弱，清阳不升，浊阴不降，滞留耳窍。故宜益气升清，化浊通窍。方用补中益气汤加减。处方：

炙黄芪 15g　党参 12g　炙甘草 5g　白术 10g　陈皮 6g　升麻 5g　葛根 15g　柴胡 10g　石菖蒲 10g　川芎 10g　法半夏 10g　茯苓 10g

二诊（9 月 2 日）：服药 5 剂后症状减轻，仍守原方续服 10 剂。

三诊（9 月 14 日）：听力基本恢复，但早晨尚有短暂耳鸣，仍不能朗读，若朗读 5 分钟，即觉耳闭胀不适，头晕。

舌质淡有齿痕，苔薄白，脉缓。症状虽减，气虚仍存，仍治以益气升清，佐以通窍。处方：

炙黄芪 15g　党参 12g　炙甘草 5g　白术 10g　升麻 5g　葛根 15g　柴胡 10g　石菖蒲 10g　当归 10g　白芍 12g

10 剂，并兼服补中益气丸。

四诊（9 月 26 日）：诸症悉除，可朗读较久而无耳闭胀不适感，舌质淡红、苔薄白，脉缓。检查：右耳膜混浊，捏鼻吸气时可见耳膜向外扇动，吸气时不见耳膜内扇动，音叉检查基本正常。嘱常服补中益气丸以巩固疗效。

1981 年 8 月 13 日，因工作繁忙耳病复发，仍用补中益气汤加减治疗 2 月余而愈。

"耳闭"一症临床多见邪毒滞留，气血瘀阻，咽鼓管闭塞不通。而本症则为中气虚弱，精气不充于耳，咽鼓管壁肌膜功能衰减，以致咽鼓管异常开放。《素问·举痛论》说："劳则气耗"。患者本为中气虚弱，再加过劳、多言或朗读，更耗伤其气，以致耳窍失于精气之充养，浊气滞留，故耳闭胀不适、耳鸣、听力减退。正如《素问·生气通天论》说："阳气者，烦劳则张，精绝……耳闭不可以听"。今用益气升清、化浊通窍之法治之，使清阳升而精气充，浊阴化而耳窍健，故诸症悉除矣。

陆芷青

口 中 异 味

陆芷青（1918～　），浙江中医学院教授

　　口中异味，早在《素问·奇病论》已有记载，历代医家多有论述。究其病因，多以七情劳倦为病之本，火、燥、湿、寒为病之标。论病位有五脏和胆、胃之分，且以脾胃胆湿热或湿火为多见。盖脾胃之脉络舌本，肝之相火亢盛，易乘脾胃，是亦木乘土病之义也。然前人所述，多以一种异味辨证论治，本例系五味同见者，录治验如下：

　　王某，男，51岁，在宁波市某局工作。1984年4月19日初诊。

　　口中酸乱甜苦辣味从金津、玉液二穴渗出，首如蒙，夜寐早醒，口腻，苔白，脉濡。此脾胃湿热使然。拟从脾瘅治，兼清胆胃之火。处方：

　　省头草9g　川连3g　淡吴萸2g　升麻5g　生石膏15g　龙胆草3g

　　二诊（1984年5月30日）：服药30剂，口中渗出五味已经消失，惟感有薄荷气。首蒙已除，夜寐安。口腻，苔白腻，脉濡。前方加白蔻仁（冲）3g，石斛9g。30剂。

　　三诊（7月13日）：口涎白而稠，略带酸味，苔白腻，

脉濡。再拟苦辛芳香清化。

省头草 9g　白蔻仁（冲）3g　升麻 5g　川连 3g　淡吴萸 2g　生石膏 15g　苍术 9g　龙胆草 3g　茯苓 12g

上方服 15 剂后口中异味消失，诸症霍然。

按：此证口中五味同时渗出，诊为脾胃湿蕴生热，胆火横溢。以兰草化湿浊，胆草清胆火，石斛、石膏清胃热，川连清心火，少佐吴萸之辛温开郁散结，下气降逆，蔻仁化胃湿，苍术、茯苓醒脾祛湿，升麻升胃中清气。全方有降有升、有温有清有化，配合得当，切中病机，故收良效。

（程志清　整理）

秦家泰

钩体病脑炎后遗症，多寐症

秦家泰（1922～　　），广西中医学院教授

钩体病脑炎后遗症

葛某，男，20 岁。1978 年 10 月 7 日初诊。

今年 6 月初始觉两眼胀痛，不能张开，视力模糊，两耳如有物蒙，高热不退。病情逐日加重，头痛如劈，心烦欲吐，全身酸痛，不能自行，行则欲倒，大便溏泄，每日 2～3 次，食欲不振。于 6 月 9 日送至某市医院就诊，诊断为钩体病脑炎，经大量青霉素治疗 6 天，基本治愈出院。至 10 月 2 日，突然头痛难忍，急到某县医院就诊，经钩体病调查组会诊，诊断为"钩体病脑炎后遗症"，建议转中医诊治。诊见头痛剧烈，呈阵发性刺痛，以两太阳穴处为甚，发则抱头大哭，不欲再生，两眼昏冒，体倦乏力，舌有瘀点，脉右弦左涩。诊为瘀滞头痛，给予通窍活血汤加味治疗。处方：

石菖蒲 9g　郁金 9g　川芎 6g　桃仁 9g　赤芍药 12g
红花 6g　葱白 5 茎　生姜 9g　大枣 5 枚　麝香 0.3g（冲服）

再诊（10 月 13 日）：服上方剂后，头痛大减。继服 2 剂，头痛基本消失。舌左侧仍有瘀点，脉弦不涩。效不更方，再服 5 剂。

三诊（11 月 18 日）：服上方 10 剂，头痛已止，睡眠好，食欲正常，惟觉两眼昏蒙，左眼远视不清，稍久则正常（视力右 1.5，左 1.2），醒后口中微苦，苔薄白，舌上瘀点不显，脉细弱。此乃病后肝肾阴亏、气血不足所致。处方：

熟地黄 15g　山药 18g　山茱萸 9g　牡丹皮 6g　牛膝 15g　枸杞 9g　党参 12g　黄芪 15g　钩藤 12g（后下）。

经上药调理而愈。随访 2 年，未见复发。

钩端螺旋体病，属中医湿温、暑温病范畴。乃感受暑湿而发病，湿热内外郁蒸，经络受阻而身痛；郁阻中焦则便溏欲吐；热扰心神而烦热；湿热熏蒸，炼液为痰，痰热上蒙清窍，则两眼胀痛，耳如蒙物，头痛如劈，行则欲倒；热伤阳络，瘀血阻滞，故头痛如刺，固定不移，舌上有瘀点，脉弦而涩。钩体病后遗症之头痛，乃"久病入络"所致，治宜化瘀通络。王清任在《医林改错》中说："查患头痛者，无表症，无里症，无气虚、痰饮等症，忽犯忽好，百方不效，用此方者（即血府逐瘀汤）一剂而愈"。今仿其法，予通窍活血汤，方中赤芍药、川芎行血活血，桃仁、红花活血通络，葱、姜通阳，麝香、郁金、菖蒲化痰开窍，佐以大枣缓和辛窜药物之性，切中病机，故效如桴鼓。

多　寐　症

赵某，男，13 岁。1980 年 8 月 18 日初诊。

　　患儿于 1980 年 5 月中旬在校读书，不守纪律，被老师批评，家长知道后又加打骂，不久即多梦、惊恐，遂发多寐。近 2 个月经常嗜睡，约 20 天发作 1 次，发则睡 2～5 天，喊之即醒，醒后又睡，不饥不渴，四肢倦怠，频频呵欠，时有头胀头痛，腹胀肠鸣，舌质淡，苔中部微黄而腻，脉缓涩。证属痰热蒙蔽心包，治当清热化痰开窍，方拟温胆汤加减：

　　石菖蒲 9g　郁金 9g　半夏 9g　茯苓 12g　陈皮 6g 竹茹 9g　胆南星 9g　川芎 6g　白芷 9g　甘草 3g

　　二诊（10 月 16 日）：连服上方 10 多剂，近 2 日没有嗜睡症状，但有时仍头痛，或左或右，痛无定处，腹胀已消，仍有肠鸣，不困倦，不呵欠，舌淡，苔中部微黄腻，脉缓。效不更方，再服上方 10 剂。随访 2 年，未见复发。

　　患者情志不乐，损伤心脾，脾运失常，痰湿内生，中焦受阻，故腹胀肠鸣，不饥不渴，四肢倦怠；痰郁化火，逆犯心包，神明失御，则多寐嗜卧，呵欠，头痛，总为痰热蒙蔽心包所致。正如《灵枢·寒热病篇》所说："阳气盛则瞋目，阴气盛则瞑目"。朱丹溪也说："脾胃受湿，沉困乏力，怠惰嗜卧"。法当清热化痰开窍，方中半夏、茯苓、陈皮理气化痰，竹茹、胆南星清热化痰通络，菖蒲、郁金、川芎、白芷化痰活血而开窍。用药切中病机，故疗效满意。

张学文

夜游症，惊叫症，严重恶寒症

张学文（1935～　），陕西中医学院教授

夜　游　症

周某，女，32 岁。1977 年 2 月初诊。

3 年前曾有夜间昏糊史，未曾治疗，逐渐发展为夜间默然而起，或在家做小零碎活，如扫地、添煤等，或出户乱走，然后归床而睡。翌日问其事，概无所知。日复如此，久则面色萎黄，形体消瘦，精神疲倦，头昏目胀，食欲减退，白带增多，腰腿酸痛，舌淡黯，脉沉细。辨证：心血不足，气血逆乱，治以养心安神、化瘀理气为法。方药：

丹参 30g　当归 10g　川芎 10g　赤芍 10g　郁金 10g
玉竹 12g　麦冬 12g　云苓 15g　菖蒲 10g　远志 10g

每日 1 剂，分 2 次水煎服。另用丹参注射液肌注，日 1 次，每次 4ml。

上方共用 10 天，症状明显好转。1981 年 8 月随访其夫，告知病已其本控制，仅在冬季因劳累或生气后偶有小发作。

惊 叫 症

马某，男，48 岁，干部。1980 年 4 月 21 日初诊。

患者于每夜醅睡后（约 2～5 时左右）忽然惊叫而醒，继而双手心相对猛力拍击，两足内侧相对用力碰撞，甚或坐起来，以拳击墙，或用脚乱踢，心中明了，不能自控。每次约 20 分钟后渐复如常。平素头痛眩晕，胸中痞闷，右半侧肢体麻木，写字手颤，但能上班工作。诊见颜面晦暗，两手掌斑点紫红如朱，舌质紫黯，舌下脉络粗张，苔厚腻而滑，脉弦硬。证属病久痰瘀深伏血络，同时兼有肝肾阴虚、阳亢化风。治宜活血化瘀、涤痰剔邪并施。方药：

生地 12g　川牛膝 15g　丹参 30g　琥珀 6g（冲）　川贝母 10g（冲）　地龙 12g　僵蚕 10g　乌梢蛇 12g　豨莶草 30g　枸杞 10g　寄生 15g　女贞子 10g　鳖甲 10g　羚羊角 5g（另煎）

另，每日肌注丹参注射液 2 次，每次 2ml。

上方初服 2～3 剂，发作反而转频，坚持服至 15 剂后，惊叫、拍掌、踢脚、以掌击墙等症逐渐消失，睡眠转佳，胸闷已无，舌黯苔腻均减，但手足心热及肢麻未除。继用上方加龟板 10g、五加皮 10g，服至 30 剂后，精神转佳，诸症消失。以养肝滋肾、化痰活血剂善后。

严 重 恶 寒 症

贾某，女，46 岁，工人。1977 年 7 月 19 日初诊。

1972 年冬做"人流"时，衣着单薄，淋雨受凉，遂时感恶寒，背冷尤甚。自服"银翘丸"数日未效，后延医诊治亦未效，且日趋加重，冬重夏轻。于 1976 年夏感身若置冰室之中，寒冷彻骨，虽叠增衣物，靠近火炉亦是罔然。伴见脘胀纳差，气短倚息，不能平卧，胸痛心悸。气温转暖，诸症亦无减轻，且见腰痛甚剧，遍身悉肿，按之如泥，头身困重，尿频便溏，小腹冷痛，自觉唾液及二便均有凉感。西医各项检查均无特殊发现，曾按"肾虚"、"附件炎"诊治，选用中西药未效。诊时虽为盛夏，仍穿冬寒之衣，其室内仍生火炉。观其发枯无泽，皮肤干燥有鳞屑，颜面滞暗，舌黯红，舌底有瘀点，脉见细涩。病因风寒稽留筋骨之间，日久脾肾两虚、瘀血内阻所致。治以温补脾肾壮阳、祛湿通络散寒为法。方药：

黄芪 24g　制附片 9g　桑寄生 15g　杜仲 15g　骨碎补 12g　当归 9g　鸡血藤 30g　丹参 15g　红花 9g　川芎 9g　桂枝 6g　狗脊 12g　独活 9g　细辛 3g

每日 1 剂，开水煎服，分 2 次，并肌注丹参注射液，每日 2 次，每次 2ml。

1978 年 1 月 25 日复诊，上方略有加减，连服 100 余剂（并服虎骨酒 500g），已获大效，并已于 2 个月前上班工作。现仅感背部凉，有时泛酸便溏，遂予健脾益胃、调和气血之剂调理之。1978 年 12 月随访，诸症悉除，病告痊愈。

熊继柏

治奇证，不离常法
疗怪疾，莫守成方

熊继柏（1942～　），湖南中医学院教授

小儿夜游症

龙某，男，14 岁，学生。

患夜游症，1970 年某日来诊。家长诉曰：患儿每于睡梦中突然惊起，启门而出，跌仆于田野荒丘，依然沉睡。有一次竟去四五里之外，以至跌仆受伤。如此迁延半载，每夜必有人伴睡。遍求医治，屡药鲜效。余视患儿神态正常，询其有何不适？答曰：自觉心中烦，耳中鸣，夜卧而出走并不知觉，惟知多梦易惊而已。其舌红苔黄，脉弦数。详审脉症，似为火热内扰，致使神魂不安的证候。由于火扰于心则心烦，火升木亢则耳鸣，火热扰于心肝，则神失守而魂飘荡，于是梦寐恍惚，变幻游行。治当清心泻火安神，镇肝定魂，予朱砂安神丸合磁朱丸治之。药用：

生地 60g　黄连 18g　当归 30g　甘草 15g　煅磁石 30g　建神曲 18g

上 6 味碾末和蜜为丸，外以朱砂 9g 水飞为衣，丸如黄

豆大。早晚各吞服 1 次，每服 30 丸。服完 2 料丸剂，其病竟瘳，至今未再复发。

人之神魂由五脏所主，《灵枢·本神》谓："心藏脉，脉舍神；肝藏血，血舍魂"。张景岳释曰："神之为德，如光明爽朗，聪慧灵通之类皆是也；魂之为言，如梦寐恍惚，变幻爽朗，聪慧灵通之类皆是也；魂之为言，如梦寐恍惚，变幻游行之境皆是也"。既然神属心所主，魂为肝所藏，心肝受邪则神魂不安，神魂不安则可出现梦寐恍惚、变幻游行之类的病症。许叔微《普济本事方》云："平人肝不受邪，故卧则魂归于肝，神静而得寐。今肝有邪，魂不得归，是以卧则魂扬若离体也"。本案例辨治就是以此作为理论依据的。

内燥胎萎症

胡某，女，23 岁，农民。

1973 年 8 月就诊时卧于担架，不能起坐，声低息微，唇红鼻干，肌肉削瘦，形体衰羸。询其病史，言婚后已停经 5 个月，初起发热汗出，烦渴呕吐，不欲食，持续半个月之久，发热呕吐稍愈，但自觉心烦、心悸、气短而怔忡不宁；潮热自汗，五心烦热而午后益甚；口燥咽干，时时干呕而吞咽亦觉困难；小便短少，大便 5～7 日不解，每次大便必是燥屎硬结而肛门裂痛流血，痛苦不堪。舌红而干，脉细而弱。虽屡治而未效，或治以和解的小柴胡汤、半夏泻心汤、逍遥散之类；或治以攻下的桃核承气、增液承气、调胃承气、黄龙汤、玉烛散之类；或治以补养的四物、八珍、人参养荣、麦味地黄、补中益气、香砂六君之类。细析此证，婚后停经 5 个月，又见呕吐厌食等妊娠征兆，当属妊娠病。然发热汗出、呕吐已久，必然损伤津液，衰耗气血。今患者形羸色败，体槁如柴，且舌红而干，脉象细弱，显系精血津液亏乏过度，由内燥太甚而致胎失滋养，于是诸症生焉。若胎已死腹中，当下其死胎，但患者舌上未见青色，小腹亦无寒冷之感，口中又没有秽气，故不能断为死胎。若胎儿尚活，当大补精血以挽其生命，可是病人之精血已夺，形羸神衰，胎儿又岂能生存？疑似之间，因请妇科医生帮助听病人之"胎心音"。诊断既明，余为之甚喜，以其胎儿尚生，病属内燥太甚之胎萎不长，乃图滋养，尚可治也。遂拟滋补精血、生津增液之法，用加减复脉汤重剂，再加人参、当归、肉苁蓉、菟丝子。处方：

　　红参 10g　炙甘草 10g　当归身 12g　肉苁蓉 15g　白芍 15g　生阿胶（烊化）15g　菟丝子 15g　火麻仁 20g　大生地 30g　麦冬 30g

　　连进 3 剂，诸症开始好转，病人气色转佳。再进 5 剂，诸症渐愈。以其经济困窘，未能再服。4 个月之后，产下一子，形虽弱小，然母子俱康。

　　胎萎不长，又称妊娠胎萎燥，此证病因复杂而病变多虚。《妇人良方》云："夫妊娠不长者，因有宿疾，或因失调，以致脏腑衰损，气血虚弱，而胎不长也"。《景岳全书》又云："妊娠胎气本乎血气，胎不长者，亦惟血气之不足耳。故于受胎之后而漏血不止者有之，血不归胎也；妇人中年血气衰败者有之，泉源日涸也；妇人多脾胃病者有之，仓廪薄则化源亏而冲任穷也；妇人多郁怒者有之，肝气逆则血有不调而胎失所养也；或以血气寒而不长者，阳气衰则生气少也；或以血热而不长者，火邪盛则真阴损也；凡诸病此者，则宜补宜固宜温宜清，但因其病而随机应之。"本案正是由精血津液亏损所致的胎萎不长，必须大补精血津液，俾化源充足，自然胎长母安。

暑热偏枯症

丁某，女，15 岁，学生。

1972 年 8 月来诊。自诉半月前，参加抗旱劳动，冒暑之后，渐觉左侧手足麻木，稍感酸痛，继而手足颤动，左手偏废，掌不能握，指不能摄，左腿麻木痿软，站立不稳，行走不便，虽经治疗而病势犹增。余以为偏枯者，总由风中经络、营卫失调所致，遂循常法，投以王清任之补阳还五汤加防风。岂知服药 3 剂，不仅偏枯未解，反而手足麻木加剧，肢体酸痛，更伴心烦、口苦、舌红、苔黄、脉数等症，且患者亦见身半右侧蒸蒸自汗，而麻木偏废之左侧却无汗。余始悟及，此偏枯得之冒暑，而暑热之性升散，耗气伤津，以致营卫失调，经络不通，于是由手足麻木、颤动发展而为偏枯，其身半汗出与偏枯并见，皆由暑热伤气所致也。治法一以益气养血，一以清热通络，取《兰室秘藏》之当归六黄汤合通络之品治之。处方：

生黄芪 30g　当归 10g　生地 10g　熟地 10g　黄芩10g　黄连 3g　黄柏 10g　地龙 12g　忍冬藤 15g　丝瓜络12g

此方连进 5 剂，诸症悉减。继进 5 剂，其病痊愈。

此证身半汗出，身半偏枯，恰如《素问·生气通天论》所谓"汗出偏沮，使人偏枯"。马莳释曰："人当汗出之时，或左或右，一偏阻塞而无汗则无汗水之半体，他日必有偏枯之患，所谓半身不遂者是也"。而临床所见，偏枯属火热证者极少。本例患者因感受暑热而发病，又具一派火热征象，显而易见证属暑热，故不可拘限于风也。唐代孙思邈在《千金方·风痱》中曾有"凡风之发也，必由热盛"之说；元代王履在《溯洄集》中也说道："《内经》所谓……偏枯痿易，四肢不举，亦未尝必因于风而后能也。夫风火气湿之殊，望闻问切之异，岂无所辨乎？……惟以其火湿之证，强以风而合论之，所以真伪不分而名实相紊。"孙、王之说，诚为经验之谈，临证不可忘也。

王绵之

脱 髓 鞘 病

王绵之（1923～ ），北京中医药大学教授

梅某，男，28 岁，运动员。1990 年 2 月 4 日初诊。

于 1989 年 7 月出现头晕，呕吐，复视，吞咽困难，肢体无力，呈右侧偏瘫步态，疑为"左小脑占位病变"，住某医院神经外科。经反复检查，排除左小脑半球占位病变，转神经内科，诊断为"脱髓鞘病，脑干脑炎，多发性硬化（?）"。予激素、多种维生素并对症处理。治疗近 3 个月，病情有所好转，带药出院。出院后继续以激素维持，但稍一减量，病情即见加重，故转而求助于中医药。刻下体胖面圆，周身痹楚，右手麻软，步履艰难不稳。脉细弦涩，舌胖嫩，苔白薄而干。此属肾亏气虚，肾亏则骨弱，气虚则血滞，当从肾治，兼以益气活血。处方：

生地 10g　熟地 10g　天冬 6g　麦冬 6g　枸杞子 12g

生黄芪 18g　丹参 15g　红花 9g　桃仁 9g　赤芍 9g

白芍 9g　杜仲（炒）12g　石斛 12g　牛膝 12g　地龙 9g

服药 2 个月，病情明显好转，嘱递减激素。初减激素后，食欲稍有下降，腿乏力稍加重，自觉右侧皮肤表面体温低于左侧。遂于方中酌配仙灵脾、肉苁蓉，以燮理阴阳；

或加川芎、香附，以增强行气活血之力。至 4 个月后完全停用激素，病情平稳。又继续服药月余，诸症悉除，生活、工作均已正常，并参加体育活动。后予补益脾肾之剂以资巩固。

　　本病临床不多见，病情凶险，颇难治疗。激素等药虽能控制病情，但长期使用后效果不佳，且副作用明显，停药困难，患者不愿依赖。据王老先生多年经验，如此重症，既用激素，不可骤停，须待中药见效后再逐步减停。初用激素时，多伤肾阴而为阳亢，继则可见阳虚，长期应用往往呈阴阳俱虚。故治疗中要辨证准确，关键在于掌握好肾之阴、阳、精、气的相互关系，不忘阴中求阳、阳中求阴之理，切忌一味滋阴，或过用辛热助阳之品。本案正是遵循以上原则，取法调理阴阳，兼以益气活血，而收良效。

（王　煦　整理）

金佐时

治奇难必求辨证　遵古法亦须创新

金佐时（1912～　），解放军105医院主任医师

不畏奇难　谨守病机

　　所谓奇难杂病，在于此类病证除具常见病之病因病机外，多兼夹风、湿、火、痰、瘀的病理特点。从中医角度而言，不畏奇难，"谨守病机，各司其属，有者求之，无者求之，盛者责之，虚者责之，必先五脏，疏其血气，令其条达，而致和平"，至为重要。临证时需详审病情，综合辨证，透过症状表象，认清疾病本质，从整体出发辨证施治，急则治标，缓则治本，或标本同治，灵活运用，方能奇而不奇，难而不难，得心应手，药用病除。

　　杨某，男，43岁，某科研所副研究员。1983年6月24日初诊。

　　自述是年元月因过度劳累，突感双足麻木不适。3天后出现烧灼样阵发性疼痛，入夜更甚，热水洗脚触发，站立、行走及双足吊垂时刺痛加剧。先后2次在广州某医院经中西医治疗，诊断为红斑性肢痛症，但病情未见好转。查血沉10mm/小时，红细胞压积45.6%。血液粘稠度：全血

5.7，血浆 15.9。微循环：指甲、足趾微血管模糊。每天以普鲁卡因、强的松龙注射足三里穴以止痛。家父会诊时，症见双足背、内踝、跖趾麻木灼痛，日发数次，夜甚，不敢站立、行走。痛苦病容，两颧、唇周、掌心黯红，舌质紫黯、边有齿印，苔黄厚腻，脉细弦涩。诊为痹证，湿热入络，伤阴积瘀。治以清热化湿，养阴祛瘀通络。药用：

生地 20g　黄柏 12g　白茅根 30g　地骨皮 30g　石斛 15g　龟板 30g（先煎）　入地金牛 15g　毛冬青 30g　怀牛膝 15g　地龙 15g　甘草 6g

予 7 剂，每日 1 剂，复煎 1 次。药后疼痛锐减。守方继服 1 个月，症状全消，病愈。随访 2 年，未再复发。

按：红斑性肢痛症为少见的血管运动性障碍病，中医则属"痹证"范畴。《素问·至真要大论》曰："知标与本，用之不殆"。该病初起多由肝失疏泄，气机郁阻，湿热下注所致。本例就诊时已是久治未愈，导致湿热蕴结，流窜经脉，下肢脉络受损，故见双足麻木疼痛。其本是平素阴虚，再因湿热留连，日久伤阴，症见双颧、掌心黯红，疼痛夜甚，舌边有齿印。况湿热壅滞，气血凝塞，血行不畅，致脉络瘀阻，则见唇周、舌质紫黯，脉涩等。治应扶正祛邪，投以黄柏、白茅根、地骨皮清热祛湿；石斛、生地、龟板清热滋阴益肾；毛冬青、入地金牛、地龙、怀牛膝活血祛瘀，通络止痛；怀牛膝兼引药下行。此案辨证准确，药切病情，故应手而愈。

遵古不泥　治法创新

古代医籍言简意赅，只有在精读细嚼后实践于临床才能验证提高。张元素"古今异轨，古方今病不相能"的见解颇堪称道。对奇难杂病的辨治，更应遵循此义，遵古而不泥于古，临证时更要着意创新。

叶某，男，27 岁。1962 年 3 月 16 日初诊。

自诉年初左膝下至足局部疼痛，日渐加重，后起肿块，经中西医治疗 2 个月疗效不显，肿块日增。某医院初诊为胫骨骨肉瘤。X 光片提示：胫骨干软组织增厚，干骺端有溶骨性破坏。现症见左胫骨干骺端生一骨瘤，约鸡卵大小，坚硬如石，微有搏动感，推之不移，夜间痛楚明显。病者时发低热，面色黧黑，形体消瘦，挽扶行走，舌质淡黯，苔白厚，脉沉细涩。父详察病情而三思，云："症系骨瘤，乃因肾气虚损，寒邪袭骨，以致痰瘀凝聚而成。前人多用祛寒止痛、逐痰散瘀或补肾软坚、行瘀通络之剂，难取疗效。究其因，骨之病变药难达病所也。"翌日，亲自动手制一简易中药蒸气喷锅，利用药物煮沸时之热蒸气直喷患部（以不灼伤皮肤为度）。药用：

　　红花　石见穿　大罗伞　小罗伞　黑老虎　入地金牛过江龙　透骨草　血见愁　金耳环

每日喷 2 次，每次半小时。喷至 3 日疼痛锐减，月余骨瘤明显缩小，至 3 个月骨复原状，诸症悉平。喷药期间辅以口服虎潜丸，以养血滋阴，强筋壮骨。日服 2 次，早晚各 10g。至今 20 年，工作如常，未见复发。

骨肉瘤为骨的恶性肿瘤，早期治疗不当，极易向肺部转移。因而，无论中西医都强调早期治疗。祖国医学虽无单独阐述骨瘤的专著，但早有"凡人身上中下有块者，多是痰"，"凝血蕴里不散，津液凝涩渗著不去，而成积"及"积之成也，正气不足，而后邪气距之"等记载。由此可见，其病机不离正虚（肾气不足）邪实（寒、实、痰、瘀邪壅积）。家父治该病时，既遵古训，吸取前人治验和教训，又创用新药新法，始克奏效。对此例治法，后学者不解其意，父曰：其一，热气祛寒；其二，所选中草药有散寒驱风、行瘀逐痰、通络止痛之效。又诸药力虽峻，但外用无伤正之虞，故收捷效。

家父对尚无记载的民间单方草药常亲身尝试，后反复验之于临床，学其所长，纠其所偏，筛选出不少药效确切又力厚功雄的中草药。在治疗奇难杂症时，每将中药、草药有机地融于一方，效如桴鼓。

陈某，男，6 岁，住市郊。1976 年 8 月 12 日初诊，此前已经某医院确诊为地中海性贫血。经治疗，血常规、血浆蛋白、网织红细胞均已复常，靶型红细胞明显减少，肝脾缩小。随访至今，病孩年已 16 岁，正常上学，未见复发。地中海性贫血又名靶细胞增多症，是一种遗传性异常血红蛋白性溶血性贫血。虽属少见的儿科疾病，但在我国华南地区屡有发现，至今尚无理想疗法，显性病例预后不良。中医学无该病名，证属阴黄、虚劳、血证、癥瘕等范畴。"形不足者，温之以气；精不足者，补之以味"。临证时，以肾主骨，骨生髓，髓生血和脾主运化，水谷不运无以化血为辨治基础，立法于大补、先后天之不足，佐以活血祛瘀，结合经验草药地稔根、黑老虎、岗稔子，达其补血、活血、祛瘀、止血之目的，此为成功所在。

（金　锋　整理）

钱伯煊

月事必呕十一载　　鸿雁捎书两方平

钱伯煊（1896～1986），原中国中医研究院西苑医院教授

　　台某，女，28岁，农民。

　　该患者15岁月经初潮，当时情况良好。于17岁时，因在月经期生气恼怒而引起呕吐，从此每月行经时必出现呕吐现象，且逐年加重。每次行经时，两乳胀痛，自觉气逆上行，少则呕吐几十次，多则呕吐上百次，直至月经终止，其吐方止。在月经期间，米水不进，全靠输液维持，患者痛苦异常。吐时脉弦滑，舌淡，苔薄白。曾经多处医院检查均未见异常，各处中西医治疗均无效果，服药千剂左右，始终未见效验。于1981年5月，我们函寄患者病情资料，求教于钱老先生。

　　此病起因是经行气怒，根据中医理论，属于恼怒伤肝，致肝失疏泄，肝木犯胃，胃气上逆，故呕吐不止。每在经行时病发，乃肝为藏血之脏，血从冲脉而下，则肝血不足，肝用独强。且肝为刚脏，体阴而用阳，肝血已亏，则肝之正常功能不能发挥，愈克中土。病始发于肝胃，病久则又伤及于肾。治法应养血疏肝、和胃强肾。遂函寄两方，一为旋覆代赭汤和戊己丸加减：

旋覆花 6g（包）　　代赭石 30g　　人参 2g（或用太子参
20g）　姜半夏 10g　黄连 6g　吴萸 3g　生白芍 12g　香附
6g　肉桂 3g　沉香 3g　生姜 3 片　大枣 4 枚

此方平时煎服。待经行前，再服干姜人参半夏丸，改
为散剂。处方：

干姜 3g　人参 2g　制半夏 6g

3 味共为末，早晚各服一半。嘱患者照此服 2 个月。如
有热象，可加麦冬 10g、丹皮 10g。

患者先服第一方 5 剂，接服第二方 10 天，当月行经时
已无呕吐。不久患者怀孕后流产。流产后屡次行经，亦无
呕吐。于 1982 年妊后顺产一男婴。1986 年随访，身体康健，
旧疾从未复发。

（张　照　张文超　罗保进　整理）

王耀廷

辨证治疗闭经溢乳综合征

王耀廷（1940～　），长春中医学院教授

非产褥期妇女，或停止哺乳 1 年后，出现持续性溢乳且伴有闭经者，称为闭经溢乳综合征。1974 年以来，笔者辨证用药，治疗 22 例，疗效较满意，兹介绍如下：

1. 肝郁气滞：闭经溢乳，精神抑郁，胸闷胁胀，乳房及少腹胀痛，面色苍黄，舌红苔薄白，脉沉弦。闭经前常见经行后期、量少及经前乳胀胸闷等症。治宜疏肝解郁，和血调经。方选逍遥散加生麦芽 30～50g、怀牛膝 15～20g。

例 1：王某，38 岁，工人。1974 年 6 月 18 日初诊。

患者 16 岁月经初潮，6～7/26～30 天，量色正常。23 岁结婚，婚后月经失调，3～4/35～40 天，量少，色黯红，偶有血块，伴有经前乳胀。渐至月经 4～5 个月 1 行，量甚少，持续 1～2 天即净，且出现溢乳，量较多，伴头痛心烦、视物模糊。经某医院诊为"脑垂体瘤"，于 1972 年 6 月行手术切除。术后头痛眼花等症消失，但闭经溢乳不愈，胸闷心烦，纳呆便溏，白带甚少，阴中干涩，屡治罔效。诊见精神抑郁，毛发欠光泽，面白少华，形体较弱，舌红，舌心隐青，舌苔薄白，脉象沉细。双乳可挤出少量乳汁，未

扪及肿块。阴道轻度充血，子宫前位、小、可动，附件（一），宫颈光滑，分泌物白色少量。蝶鞍 X 线摄影未见脑垂体肿瘤复发迹象。诊断：闭经溢乳综合征。病魔久缠，又无孕育，忧郁烦闷，在所不免，肝气郁结，疏泄不及，乘克脾土则脘闷纳差，大便溏泄；子病及母，肝郁导致肾水不足则带下量少，阴中干涩；气血随肝气上逆入乳，则乳房胀痛而泌汁；胞脉闭阻，经血不得下入胞宫，则月经闭止不行。治法首当疏肝健脾，继用补肾养肝。先以逍遥散化裁：

当归 15g　白芍 20g　茯苓 15g　白术 10g　柴胡 15g
郁金 20g　生麦芽 50g　陈皮 10g　香附 10g　甘草 20g

上方加减，连服半月，胸闷心烦、纳呆便溏等悉消，溢乳量已很少，月经尚未来潮。肝气稍疏，而肾气尚虚，继以补肾养肝、调理冲任为治，数年沉疴，难求速效，拟用丸剂缓图：

北芪 150g　党参 90g　山药 150g　黄精 300g　枸杞子 150g　仙灵脾 90g　熟地黄 150g　白芍 150g　菟丝子 90g　肉苁蓉 150g　山药 150g　钟乳石 90g　肉桂 60g　胎盘 2 具

上药共为细末，炼蜜为丸 9g 重，每次 1 丸，日服 3 次。连服 2 月，经通乳止。又越 2 月怀孕。届期生一女婴。

2. **肝火上冲**：闭经，溢乳量较多，或乳头痒痛，面红唇赤，心烦易怒，胸胁胀痛，口苦咽干，视物昏花，便燥溲赤，舌红苔黄，脉弦数。治宜清热平肝，凉血通经。方选丹栀逍遥散加卷柏、泽兰、生牡蛎、玄精石、寒水石、怀牛膝等；或用龙胆泻肝汤加怀牛膝、丹参之属。

例2：张某，34岁，会计。

闭经溢乳1年余。24岁结婚，3胎1产。3年前行绝育术，术后恼怒致月经先期，量多色红，历2个月后又因气恼，经量减少，渐至闭止不行，伴胸闷胁胀，乳头痒痛，有淡黄色乳汁流出，晚间流乳较多，经多家医院涂片检查及乳房钼靶X线摄影、蝶鞍X线摄影等检查，均未发现异常。刻下口苦咽干，心中烦闷，胁胀头眩，溲黄便结。诊见形瘦颧红，口唇干红，精神焦躁不安，舌红，苔薄黄，脉弦数有力。妇检未见明显异常。诊断：闭经溢乳综合征。此属肝经郁热，气火上冲，胞脉不通，经血不得下行，逆入乳房化为乳汁而致。治宜清热平肝，引血下行。拟方：

柴胡15g　当归10g　赤芍20g　怀牛膝30g　丹皮10g　山栀子10g　生牡蛎50g　卷柏10g　寒水石15g　丹参20g　龙胆草15g

上方加减治疗1个月，乳头痒痛消失，溢乳停止，继用逍遥丸合六味地黄丸调理2个月而经通。

3. 肾虚肝旺：月经后期量少，渐至闭止，溢乳量少，质清稀，或乳房胀痛，精神萎靡，头晕耳鸣，性欲淡漠，腰膝酸软，尿频或尿后余沥，夜间尿多，大便不实，舌质淡，苔薄白，脉沉细无力。治宜补肾养肝，调冲通经。方选神妙六逸丸（熟地、石菖蒲、菟丝子、地骨皮、远志、牛膝）加紫石英、仙灵脾、巴戟天、鹿衔草、白芍、女贞子、旱莲草等。

例3：王某，38岁，工人。

　　患者 22 岁结婚。3 胎 2 产，6 年前人工流产后月经即不规则，周期时长时短，量时多时少，心烦易怒，经前乳房胀痛，近 1 年来经闭止，且有乳汁流出，量较多，不经挤压，即可自溢而湿透衬衣。用黄体酮可有少量撤药性出血，但溢乳如故。经某医院做 X 线蝶鞍摄影未见异常，乳房钼靶摄影亦属正常，曾服通经活血中药及维生素 B_6 等均未效。现症为腰酸骨楚，胸闷心烦，大便不爽，小便清长，白带少，性欲低，舌淡红，舌心隐青，苔薄白，脉象弦细。妇检：外阴阴道正常，子宫后位稍小，附件（一），宫颈轻度糜烂，分泌物白色量少。诊断：闭经溢乳综合征。此属肾虚肝旺，封藏失职，疏泄无度，气血逆乱之证。治宜补肾清肝，调补奇经。拟方：

　　熟地 40g　山萸肉 15g　牡丹皮 15g　玄精石 15g　紫石英 50g　生牡蛎 50g　石菖蒲 20g　龟板 50g　当归 15g　牛膝 15g　白芍 20g

　　上方连服 10 剂后溢乳减少，带下量增多，自觉气力增加，腰酸心烦等症均减轻。又进 10 剂，溢乳止，月经行，但经量少，色黯红，持续 3 天净。后以五子衍宗丸合逍遥丸以善其后。

　　4. **脾虚痰阻**：形体肥胖，月经后期量少，或夹粘液，渐至闭经。乳汁自溢，或多或少，面色浮白，下肢浮肿，口中淡腻，脘闷腹胀，纳呆便溏，舌质淡胖，边有齿痕，苔薄白或白腻，脉象弦滑，或缓滑。治宜健脾燥湿，豁痰通经。方选苍附导痰丸（苍术、香附、半夏、陈皮、茯苓、甘草、胆南星、枳壳、生姜、神曲）加石菖蒲、穿山甲、皂刺等。

例 4：洪某，29 岁，已婚，工人。

婚后 5 年未孕。月经 18 岁初潮，5～6 天/40～60 天，量中等，色淡夹有粘液。现已闭经 8 个月，且双乳溢乳，形体渐胖，半年体重由 57kg 增加至 69kg，纳食不甘，乏力怕冷，腰酸多梦，性欲淡漠，带下甚少，二便尚调。诊见身材短胖，面色浮白，无突眼及甲状腺肿大，舌淡胖，边有齿痕，苔白腻，脉象沉滑无力，双下肢有轻度凹陷性浮肿。两乳头可挤出少量白色乳汁，阴毛稀疏，阴道正常，子宫后位稍小，宫颈光滑，附件（一），分泌物为白色粘液少量。眼底及视野检查未见异常，蝶鞍 X 线摄影未见异常。诊断：闭经溢乳综合征。证属脾肾阳虚，痰湿内阻，冲任失调，气血逆乱。治宜温肾健脾，豁痰调冲。拟方：

生黄芪 15g　党参 15g　菟丝子 30g　仙灵脾 15g　石菖蒲 20g　鹿角霜 50g　紫石英 50g　胆南星 10g　生麦芽 50g　陈皮 15g　茯苓 20g　怀牛膝 15g

上方治疗 2 个月，溢乳停止，月经来潮。又以温肾养肝健脾之"女宝"（主要成分为人参、鹿茸、鹿胎、黄芪、肉桂等），每日服 3 次，每次 3 粒。连续巩固治疗 2 个月而孕，届期顺产一女，无异常。

闭经而兼溢乳，历代医家专题论述不多，偶见于个别医案中，如明·江瓘所著《名医类案》载"一婢色紫稍肥，性沉多忧，年四十，经不行三月矣……忽乳头黑且汁，恐孕也……涩脉无孕"，服千金硝石丸治愈。这是关于此病较早的记述。

　　闭经溢乳综合征，大多数患者合并高催乳素血症。发病原因可能为垂体病变，如有分泌 PRL 的腺瘤；或长期服用某些药物，如利血平、氯丙嗪、避孕药等；此外，如长期吮吸乳头、情绪紧张、精神抑郁等等。中医学认为闭经溢乳与肝肾胃功能失常、冲任损伤密切相关。如肝气郁结，疏泄失常；或怒火上冲，气血逆乱，不循常道下归血海而为月经，反随肝气上入乳房变为乳汁；或肾水不足，肝木失养，肾虚肝旺，肝经疏泄太过，肾气闭藏不及，气血逆乱；或脾胃虚弱，运化不行，水液停聚，为湿为痰，阻碍气机，胞脉闭阻，气血逆入乳房，化为乳汁而致闭经溢乳。病机复杂，病情顽固。因此，治疗上或补肾养肝调冲；或疏肝健脾，益气豁痰；或清或通，或固或涩，不拘一法一方，随证而施。临床常选用血肉有情之品以补精血，选金石介类重镇之物以潜浮越逆乱之阳，重用怀牛膝活血通经，引血下行，多加生麦芽疏达肝气而抑溢乳，俾精血充足，奇脉通调，则经通乳止而病愈。由于此病常因脑垂体腺瘤引起，而微型瘤又不易发现，所以在未发现脑垂体肿瘤的病例中，也难保无微型瘤者，无效病例是否与此有关，尚需进一步观察。

沈凤阁

白塞氏病的治疗体会

沈凤阁（1925～　），南京中医药大学教授

白塞氏病是一种原因不明的以细小血管炎症为病理基础的慢性进行性、复发性、多系统损害的疾病，病位以眼、口、生殖器、皮肤、关节及心脏、血管、消化道及神经系统为主，临床表现复杂多样，缠绵反复，难于痊愈。沈凤阁教授潜心医道 40 余载，诊疗经验丰富，用药颇有独到之处。兹将其治疗本病经验介绍如下。

大法清利　解毒活血

沈氏在长期诊疗实践中发现本病患者多体丰形胖、舌苔厚黄而腻，并伴有一系列湿热毒盛之象，所以认为证系湿热侵袭，郁久化火成毒所致。热毒上泛口眼，则口腔、眼部溃烂；湿毒下渗阴部，则生殖器发溃疡；湿热毒盛充斥于外，则浸渍肌肤关节，从而出现皮肤溃烂与关节肿痛；湿热酿毒内犯脏腑，则出现相应脏腑损伤、功能失调证候。又由于湿性粘滞，热性升动，湿与热合，热处湿中，湿蕴热外，湿热兼杂，留着难去，因而病程冗长，反复发作，难以根除。本病数年甚则十余年不愈。久病入络，湿热毒邪

阻塞经络，气血运行失畅，故见舌质紫黯或夹杂瘀点、瘀斑、皮损紫滞不红活、脉象弦涩不畅等一派瘀阻征象。综合分析可知，湿热毒瘀实为本病病机要点，故其治疗应以清热利湿、解毒活血为大法。沈氏摸索出协定处方，证之临床每收良效。该方名白塞减消汤，药用：

黄连 4g　生甘草 8g　黄芩 10g　生苡仁 15g　飞滑石 10g（包）　滁菊花 12g　芦根 30g　赤芍药 9g　生地黄 10g 红花 6g　细木通 4g　土茯苓 15g　炒黄柏 10g

方取生地黄、生甘草、滁菊花清热解毒；土茯苓、黄连、黄芩、炒黄柏燥湿解毒；滑石、薏仁、木通渗湿泄浊，配芦根既能清利湿热，又可避免伤阴之弊；赤芍、红花活血化瘀，通经活络。诸药合用，清利湿热而不伤阴，渗湿解毒又不伤正，共奏解毒活血、清热利湿之效，使热毒清，湿浊泄，瘀滞除，经络通，诸症悉除。

据证变通　恰当加减

沈氏在诊疗中体会到，协定处方固然符合病机中心环节，但由于患者体质差异颇大，病程新久不同，因此，在具体应用时，尚须根据病情恰当配伍，灵活化裁，务使药证切合，短期奏效，乃至痊愈。

1. 依据病机侧重点加减　湿热壅阻者加车前子 15g（包），泽泻 12g；热毒亢炽高热不退者加连翘 9～12g，金银花 10～12g，生石膏 15～30g（先煎）；经络瘀甚者加牛膝 12～15g；伴气阴两伤者，去木通、黄连，加太子参 10g，川石斛 10～15g；伴气血亏虚者加白芍 12～15g，潞党参 10～12g。

2. **依据主症加减** 低热加青蒿 9～12g,清豆卷 10～
15g,秦艽 9～12g;关节肿痛者加威灵仙、海桐皮各 10～
15g;咽喉肿痛者加桑叶 9～12g;食欲不振者加神曲 9～
12g,白术 10～15g;呕吐恶心者加姜半夏、竹茹各 9～15g;
上腹饱胀,嗳气明显者加陈皮 6～9g,炒谷麦芽各 9～15g。

3. **依据病位偏重加减** 临床以舌体、扁桃体等口腔损
害为主者,加淡竹叶 10～30g,升麻 6～12g,桑叶 9～12g;
以角膜炎、角膜溃疡、疱疹性结膜炎、巩膜炎、葡萄膜炎、
脉络膜炎等眼部损害为主者,加谷精草 12～15g,晚蚕砂 9
～12g（包）;以龟头、阴道、阴唇等生殖器损害明显者,加
炒苍术 8g, 败酱草 15～20g, 防己 9～12g。

此外,对于长期使用激素而难以撤除者,应在加强中
药治疗的同时,逐渐减轻激素剂量,注意不可减得过快,以
防发生反跳。由于长期使用激素,不少患者出现浮肿、肥
胖、纳差等症,可酌情加入消毒利湿之品,如大腹皮、防
己、神曲等,同时配伍丹参、桃仁等活血化瘀之品,以期
尽快控制病情,减少或防止复发。

内外并举 综合调整

本病症情反复,病位广泛,难以骤愈,故除内服外,尚
须根据病情需要,内服外用并举。沈氏对于眼部损害明显
者,常用菊花 20g 煎汤熏洗;口腔破溃者,用薄荷 9～12g
煎汤频频漱口;阴部溃疡疼痛瘙痒者,用苦参、黄柏、地
肤子各 9～15g 煎汤,先熏后洗。药物治疗固不可少,合理
调摄更不可忽视。沈氏于临床上强调:一要注意适当休息,

避免过度劳累，特别是对于急性期症状明显者，更应注意。二是要注意调节饮食，总的原则是进食清淡多汁且易于消化之物，禁食油腻肥甘厚脂之物。因为本病湿热偏盛，甘腻碍脾助湿，恋邪不解，对治疗极为不利。当后期病症趋愈，但须知余邪尚未尽除，休息与饮食的合理调摄更显得重要。此外，为彻底根除，在症状体征消失后，再服药10～15剂以资巩固。

张某，女，46岁，干部。1988年3月5日初诊。

自诉从1981年起患腹股沟淋巴结核，经服中药告愈。之后不久，又患白塞氏病，时常发口腔破溃、前阴溃疡，发低热。去年11月发现右眼视力下降，西医诊断为中心性视网膜炎。现症见咽喉肿痛，舌体有溃破点，疼痛，发热倦怠，腹胀不适，大便尚调，月经先期，量少色红，舌质偏红，苔薄黄微腻，脉沉细略数。检查：体温38.2℃，咽部充血发红，扁桃体双侧均Ⅱ度肿大，口腔颊部及舌上有小溃烂点如米粒大。辨证为湿热蕴毒，阴液亏虚，治拟清热利湿解毒、益气滋养阴液。用协定处方白塞减消汤化裁：

细生地12g 生甘草8g 黄连4g 黄芩10g 法半夏10g 干姜2g 太子参10g 生苡仁15g 飞滑石（包）10g 滁菊花12g 桑叶10g 芦根20g

水煎服，守方化裁，稍作加减，共用14剂。

3月19日三诊：咽喉疼痛及口腔破溃已瘥，白带减少，但前阴轻度溃疡稍痛，右眼视力下降，巩膜发红，舌质转淡，边缘齿痕较深，苔薄黄微腻，脉象沉细。仍仿上方去苡仁、滑石、干姜、芦根，加炒赤白芍各10g，红花6g，黄柏 12g，谷精草 10g。14 剂。

4 月 2 日五诊：晚间低热减轻，右眼视力正常，但左眼视物模糊。近感小便有热烫感，舌质略淡，苔薄黄微腻，脉濡数。湿热未清，仍宜清化，上方去桑叶、茯苓、青蒿、太子参，加细木通 4g、淡竹叶 10g、芦根 30g。7 剂。

4 月 9 日六诊：低热消失，口腔破溃已愈，小便热烫感蠲除，视力已趋正常，惟乏力、纳差、腹胀不适，舌淡苔薄白，脉象沉弱。正气亏虚，湿热余邪未尽，治以益气养阴、健脾利湿。处方：

太子参 10g　生甘草 5g　法半夏 10g　黄连 3g　细生地 12g　谷精草 12g　茯苓 12g　白术 9g　陈皮 9g　炒苡仁 9g

守方连进 10 剂后，诸症悉除，已正常上班。

本例患者以眼、口腔病损为主，阴部损害较轻。其低热之因固然与湿热壅阻有关，但与气阴耗伤亦不无关联，所以，组方时自始至终以黄芩、生甘草、生地、菊花、谷精草、黄连为主，兼用太子参益气养阴。在上述基本方的基础上，低热加青蒿清退虚热，小便热烫加滑石、木通、淡竹叶淡渗利湿、清泄火腑，舌边齿痕有紫斑配赤芍活血化瘀。鉴于患者有纳差、乏力、腹部不适、欲作呕恶等症状，提示中焦脾胃亏虚，故在苦寒清热利湿的同时，配用了半夏、陈皮、干姜、薏苡仁、茯苓等健脾和胃之品，意在复中焦运化之职，又防苦寒败胃伤阳之弊。总之，治疗用药立足缓图，随证变通，药证相符，故收满意疗效。

（吴　成　整理）

陈亦人

骨肉奇痒烦难耐　温阳通经畅血脉

陈亦人（1924～　　），南京中医药大学教授

　　身体发痒一证，古有所述，其因机证治，首载于《内经》，其曰："诸痛痒疮，皆属于心"。究此痒证，与"痛"、"疮"并举，对照临床，多指外科疮疖局部病变，其痒在皮肤，范围局限。概因心在五行属火，心火最易亢盛，流窜肌表，熏灼肌肤，壅遏营卫，故痛痒疮疖由是而起。治当清心火，解热毒，火清毒散，痛痒可平。此亦外科痒疮证治之法，今尚用焉，疗效颇佳，医者共识，兹不赘述；大面积皮肤发痒，首载于《伤寒论》，其曰："太阳病，得之八九日，如疟状，发热恶寒，热多寒少，其人不呕，清便欲自可，一日二三度发……面色反有热色者，未欲解也，以其不能得小汗出，身必痒，宜桂枝麻黄各半汤。"该证身痒，显示系太阳病日久不解，阳气怫郁在表，不能发泄之故，对此，仍当解表，用桂麻各半汤。尤在泾释曰："身痒者，邪盛而攻走经筋则痛，邪微而游行皮肤则痒也。夫既不得汗出，则非桂枝所能解，而邪气又微，亦非麻黄所可发，故合两方为一方。"是证之痒，为表邪不解之故也，且痒在肌表，是其特征；另外，周身皮肤瘙痒还多见于葡萄疫（过

敏性紫癜）、风疹（荨麻疹），咎由血分热毒，营卫不和；至于老年性皮肤瘙痒症，则属血虚风动之类。从上可以看出，身痒一证，多从热毒、表邪、血分风热、血虚风动而治，辨证准确，诚有良效。

自临床而观，身痒不单见于体表，每有内脏痒、骨痒、肌肉痒等，且皮肤表面无异常，因是病少见，书籍鲜载，其因机虽仍有热、风、阴血亏虚等，但亦非尽然。就其正虚而言，阴血虚亏固可生风动火，窜行肌肤，引起瘙痒，而阳虚失温，血脉不畅，气血难以周流，亦可引起奇痒。其治法不可局限柱于清热解毒、解表发汗、活血祛风、补血养荣等等，更应着眼于温阳通经、畅达血脉。余于临床，每用经方麻黄附子细辛汤化裁，取效满意，现举 2 例，以印证是说。

例 1：骨骼奇痒　胡某，女，39 岁。1970 年 3 月 5 日初诊。周身骨骼麻痒酸胀 6 年。患者 1960 年患左甲状腺肿大，继之周身浮肿，6 年前开始，自觉周身骨骼奇痒难忍，伴麻、酸、胀、困，曾服许多中西药物，效果不显，特来求诊。刻诊：骨骼奇痒无比，心烦难忍，伴骨肉麻困、酸胀，颈左甲状腺肿，周身浮肿，晨起面肿甚，傍晚足肿甚，恶寒，小便次数多量少，大便 1 日 2 行，心慌，耳闷，苔薄，脉沉细。证属脾肾阳虚，经脉不畅。治当温阳兼和经脉。处方：

制附片 9g　麻黄 1.5g　细辛 3g　桂枝 9g　白芍 9g　刺蒺藜 12g　白芥子 1.5g　苡仁 12g　木瓜 9g　甘草 3g

3剂，水煎服。3月11日复诊：药后骨中痒感集中到上肢，小便略长，余症如前。原方去木瓜、白芍，加白附子6g，防风6g。3剂，水煎服。3月14日三诊：药后上肢骨痒又减大半，惟近日午后颧红目赤，口中及胃中觉冷，仍用3月5日原方。此后又服原方10余剂，骨痒消失，水肿基本消退，诸症大减，继以上方加减调整善后。

例2：背部肌肉奇痒　杨某，女，31岁，1969年9月15日初诊。背部肌肉奇痒如蚁行感7年。患者自1958年始患关节炎，1962年又增全身发凉、背部肌肉如蚁行感，曾服中西药物效差，患者痛苦异常，特来求诊。现症：背部肌肉内奇痒，如蚁行其中，周身发凉，恶风，口和不渴，胸中嘈杂，每天晒太阳出汗时感觉舒适，舌淡，苔薄白，脉细弱。证属肾阳不足，卫阳不振，血脉不畅。治拟温阳通经，调和营卫。方以麻黄附子细辛汤合桂枝汤化裁：

麻黄6g　制附片9g　细辛3g　桂枝9g　白芍9g
炙甘草6g　当归12g

9月22日复诊：服药3剂后，周身发凉怕风、背如蚁行感均减，胸中嘈杂感消失。再服3剂，药后有烘热感，蚁行感消失，下肢已不发凉，口中不干不渴。药已中的，守方续服，以巩固疗效。嘱其如发现口干欲饮，应立即停药，不可过剂。

上2例均系临床鲜见病例，以骨内、肌肉内奇痒为突出症状，患者痛苦不堪，屡经诊治，但多宗邪热、风动、阴血亏虚之旨，治无良效，甚则药后症剧，均历数年之久，无法根治。接诊后仔细审证，遵有是证即用是药的辨证论治精神，从温阳通经、调和营卫入手，取效甚捷。

例1：骨骼奇痒，并兼见水肿、心慌、恶寒、小便量少次数多、大便1日2行及其舌脉，符合脾肾阳虚之证。脾虚不运，肾虚不化，水气泛溢，故见水肿；阳虚不固，卫阳不足，故见恶寒；阳不化气，关门失约，故有小便量少次数多等；因脾肾阳虚日久，经脉不充，加之水停日久，化痰阻络，营卫不利，肾虚失温，不能主骨，故见骨内奇痒。故治从温肾通经着手，兼以祛风化痰、舒筋活络。方以附子温肾阳，通经络，通行十二经，配以麻黄、细辛、桂枝、白蒺藜振奋阳气，通达经脉，祛除凝滞，阳光一照，阴霾消散；合以白芥子，善除皮里膜外之痰，痰去络和，骨痒可除；白芍、木瓜舒筋和络，既和血脉，又防诸药温散太过，损伤真阴；加入苡仁，除湿气，散痹结，与诸药相合，既消肿利水，又能开结通经；且药用桂枝、芍药、甘草，有桂枝汤意，专事调和营卫，通阳和阴。全方相合，脾肾之阳振，寒散痰除湿消，经脉和畅。二诊之时，痒已大减，小便略长，药已中的，病有转机，因虚病久难化，需用刚剂，故去阴柔之芍药、木瓜，加入辛甘大温之白附子燥湿化痰、散结祛风，辛润之防风祛风通经，以加强温通经脉之力，再进3剂，病去十之七八，但已见午后颧红、目红等阴虚之象，久刚必柔，故仍用首方，以芍药、木瓜柔润之品相佐，终获佳效。

例2：背部肌肉发痒，伴有胸中嘈杂，初看颇似《伤寒论》"心中懊憹，反复颠倒"之无形邪热扰动胸膈证，是以数年来皆以清内热之剂投之，终无效验。但是证舌淡而不红，苔白而不黄，且口和不渴，周身发凉、恶风，非热乃寒可知。与例1相较，该案较为单纯，显系肾阳不足，卫阳不固，经脉不畅所致，故仍以麻黄附子细辛汤温经散寒，合桂枝汤调和营卫，加入当归者，以其关节久病，寒湿日久，恐其血瘀，用活血通经，兼制诸药辛燥太过。药证相应，效不更方，连服3剂，痒感消失。但病来已久，为防其反复，故以原方续服，以巩固疗效。事皆有度，矫枉不可过正，故嘱以见口干欲饮则停药，庶免过剂也。

关于麻黄附子细辛汤，原是仲景为少阴病阴盛阳虚兼表证而设，故大多注家皆以温经发汗释之。本人体会，该方的主要作用是温经通阳，不但温经散寒，且能温经除痹，故临床运用较为广泛，并不限于少阴兼表，也不必拘于一定有发热，不仅可治外感，尤多用于内伤杂病诸如反复发作的风寒头痛、风寒齿痛、关节痛、嗜睡、坐骨神经痛、瘖痱证等均有良效。至于骨骼、肌肉、皮肤奇痒证，辨证属阳虚经脉不通者，常与桂枝汤相合，调和营卫，温经通阳，每有满意疗效。

如上所述，对于骨骼、肌肉瘙痒一证，因体表无异常，实难确定相应的病名，临证当从相兼之脉、舌、症入手，仔细辨认，不可局限于心火、血热、血虚。对有阳虚寒痹者，温经通阳、畅达血脉不失为一有效措施，而经方麻黄附子细辛汤确实有效，但要随证加减变化，使理、法、方、药丝丝入扣，效果方佳。

（张喜奎　整理）

周炳文

痰闭悲哭症，玄府不通症，小儿惶恐症

周炳文（1916～　　），江西吉安地区医院主任医师

痰闭悲哭证

周某，女，28岁，农妇。1992年8月4日，门诊。患者生二胎结扎输卵管，6年前起，无故出现发作性痛哭流涕，呕吐痰涎。发则胸憋如石压，来势急暴，呼吸困难，面唇青紫，不能言语，然后便不自主地高声痛哭，声扬屋外，泪涕直流，心中虽明白，但呼之不应，直哭至呕吐痰涎成团，始渐胸开醒悟。每发约持续半小时左右，醒后无事如常，询其为何要如此痛哭？答曰：情不自禁，非哭吐痰涎不能缓解憋闷欲绝之苦。初月发2～3次，以后渐增，近半年已至日发4～5次，无法劳动。历经省、地医院多方检查治疗无效，并排除癔病，乃来投诊。在候诊室发作1次，病情与往无异，醒后就诊神志清楚，答问如常，脉两寸濡滑，关部弦紧，苔腻，面萎黄，语气低微，神气怯弱，月经后期，白带增多。肺为气之主，居于胸中，其声为哭，其液为涕，而脾为生痰之源，脾气不足则化津为浊；当属脾肺两经，痰气搏结，蒙闭胸络，痛即发作。治当益气理脾、祛

痰宣窍为主，遂投涤痰汤加味。

　　党参 15g　　石菖蒲 10g　　半夏 10g　　茯苓 10g　　竹茹 10g　　枳实 8g　　胆南星 8g　　远志 6g　　甘草 6g　　姜汁 1 杯　　竹沥水 1 杯

　　服 4 剂，其症即停止发作，又服数剂以图巩固；半月后与人吵口，气愤填膺，引起轻微胸闷，频作呵欠，泪涕汪流，但不悲哭。复诊原方加香附、川芎、栀子、郁金理气泻火舒郁，数剂诸症即消失，迄今未再发。

玄府不通证

　　刘某，女，52 岁，农妇。1992 年 6 月 10 日门诊。患者寝食劳动如常，惟终日无汗，即使盛暑烈日亦不出汗，一见太阳肌肤即感热如火烤，须站入塘水之中，浸至腰际，浇湿胸背，其灼热方得缓解。该妇女 15 年前类似此病发作，在此治愈，故此次发病即迳来求治。时值酷暑，其下田劳动不出汗，见其通身皮肤粗皱枯槁，毛竖起粒，与前额发际下有汗之肌肤界限明显，知觉亦异，脉弦，舌粗偏红，《素问》有"玄府不通，卫气不得泄越，故外热"之经旨。据此思路而治以辛温开表、宣泄汗孔，配合益气增液、清滋肌肤、调和营卫，使玄府得通，自可调节，故拟：

　　麻黄 8g　　石膏 60g　　党参 20g　　连翘 10g　　知母 10g　　麦冬 10g　　竹叶 15g　　甘草 8g　　粳米 1 撮

　　仅服 4 剂，即遍体汗出津津，肌肤恢复平滑柔嫩，整天在烈日下劳动无事。该方所以能如此得效，妙在辛温宣表配合清滋气阴，寒温并用，各应所需。方中麻黄辛温宣表发汗；连翘升浮轻疏营卫；重用石膏辛寒解肌又制暑季麻黄之辛烈；竹叶凉心缓脾，协同参麦益气生津，知母、花粉清金而生水，甘草甘甜通十二经，粳米和中而养胃，共资汗源，标本并治，故取效迅速。

小儿恐惶证

黄某，女，5岁，1993年4月20日诊。患孩初腹痛呕吐，发作有时，每隔15天准时发病，均持续1天即自止，已2个月。大便常规（－）。服过多种西药，腹痛呕吐不能控制，仍按时发作。数日前忽然出现精神症状，发作性大惊恐惶，日发数十次，发时惊叫躲入家长怀抱，午后发之尤密，并伴腮腺炎，双侧颈颌肿大，低热不食，食入即呕，面黄肌瘦，脉滑舌淡苔腻。证情复杂，治当标本兼顾，初病与继发证并治，而用板蓝根、僵蚕、薄荷、牛蒡子、钩藤、石菖蒲、茯神、陈皮、半夏、川贝、远志、甘草，祛风解毒，化痰定志，服3剂颈颌肿势大消，呕吐亦止，饮食大增；但恐惶之症频发如前，神气萎靡，心虚胆怯；且定时腹痛即将届临。盖恐从内生，复诊治疗改用益气定志、镇心安神为主：

党参15g　朱茯神10g　枣仁10g　当归10g　龙骨10g　白术8g　半夏8g　五味子5g　陈皮5g　甘草5g　薄荷3g

5剂神色改善，恐惶大减，上午已不发，嬉戏正常。因见手足不温，时吐口水，面色淡黄，舌淡润，唇内密集粟粒丘疹，脉濡滑等脾虚脏寒虫积之象，三诊改用安蛔理中汤加味：

党参 15g　白术 8g　炮姜 3g　附子 5g　花椒 5g　甘草 5g　乌梅 6g　槟榔 6g

服 3 剂恐惧完全消失，定期腹痛亦越期未发，再服 3 剂疗效巩固，腹痛恐惶未再出现，恢复上幼儿班。怪病多痰，而虫积之病亦往往出现怪症。小儿恐惶临床少见，此例奇病怪症，虽有虫积之征，但主要与脾虚痰结、脏寒胆气虚怯密切相关，故继用益气理脾温中为主，配合制蛔之品，服后精神安定，周期性腹痛消失，其恐惶之症始收全功。

韦玉英

小儿先天性视神经萎缩，皮质盲

韦玉英（1925～　　），中国中医研究院教授

小儿先天性视神经萎缩

张某，男，1 岁半，门诊号 L707431。初诊日期：1959 年 2 月 6 日。

其母代诉：患儿双眼失明 18 个月。

病史：患儿出生后双眼不追灯光，不会笑，1 岁时不能站立，经常腹泻，某院神经科诊断为大脑发育不全，经几所医院治疗无效。

检查：双眼无光感，虹膜缺乏色素，眼底视乳头苍白，无病理陷凹，视网膜呈白化病状，隐可透见白色巩膜。眼球水平震颤，面色苍白，头不能竖，形体枯瘦，下肢痿软，脉沉细，指纹淡，舌质淡红体胖。

诊断：双眼小儿青盲（先天性视神经萎缩）。

辨证：患儿出生后双目失明，为先天不足之症，以后喂养失当，经常腹泻，又属脾虚中气不足，脾虚则五脏皆失所司，不能运精归明于目，肢体痿软不能站立。

立法：益气健脾，兼补肝肾。投补中益气汤化裁。方

药：

　　党参 6g　　炒白术 6g　　当归 6g　　枸杞子 6g　　菊花 6g
柴胡 3g　　陈皮 3g　　夜交藤 3g　　升麻 2g　　石决明 6g（先煎）

　　每日 1 剂，水煎去渣留 150ml，分 3 次温服。

　　二诊：服药 7 剂后仍腹泻，1 日 2 次，食谷不化，余同前。前法进取，原方去石决明、菊花，加薏苡仁、焦谷芽各 10g，鸡内金、茯苓各 6g，服 7 剂。

　　三诊：代诉服药有效，上方连服 14 剂，食欲增加，大便有时稍溏。检查患儿 1 尺远已能抓取晃动的脉枕和铅笔，但不准，舌脉同前，守方 30 剂。

　　末诊：1959 年 5 月 17 日，患儿活泼健壮，体重增加，纳佳，二便正常，能单独站立。检查双眼视力，能捡起桌上 1 尺远之小米粒。惟眼底无变化，眼球仍轻度震颤。效不更方，在原方基础上加僵蚕 3g、钩藤 3g（后下）。20 剂，隔日 1 剂，服完为止。1 年后来京复查，肢体行动自如，双眼同看能捡起地上头发丝及 1 尺远的 2mm×2mm 大小的红白小珠。

　　先天不足应补肾，后天不足当健脾，但无论饮食、药物均经脾胃受纳运化，才能奏效。健脾开胃，旺中土以安五脏，资先天精血之海。故本例以益气健脾为主，以后天助先天，精血化生有源，目有所养，逐渐复明。

小儿皮质盲

　　赵某，男，4 岁半，某医院会诊病例。初诊日期：1984

年3月6日。

其母代诉：患儿脑炎后双眼失明2周。

病史：2周前因中毒性脑炎，高烧、抽风、双目失明，经儿科治疗全身症状缓解。

检查：双眼视力无光感，瞳孔对光反应灵敏，眼底正常，神烦哭闹，咬指踢足，手揉眼频繁，脉细数，舌红少苔。

诊断：小儿皮质盲。

辨证：温热病后，肝阴不足，肝阳偏亢，故神烦哭闹，咬指踢足；余热未尽，邪留经络，玄府郁闭而致青盲。

立法：疏肝清热，养血明目。

方药：丹栀逍遥散去生姜、薄荷，加菊花、石菖蒲各6g，石决明10g（先煎），每日1剂，服药21剂后，复诊已能看到地上爬行的蚂蚁，并能捡头发丝。检查30cm距离能自取1mm×1.5mm蓝、白两色纸片，眼底正常，神烦已消，脉细稍数，苔薄白，原方再服7剂，停止治疗。

本例证属余热尚存，正气渐衰，虚实互见，血虚肝郁，借用治疗儿童视神经萎缩的丹栀逍遥散加减，使肝郁疏解，玄府通利，余热清除，气血畅行，血有所养，目得荣润而复光明。若病程迁延日久，损及肝肾脾胃者，常与丹栀逍遥散证混杂并存，故应仔细辨认，随症酌情化裁。

干祖望

清涕奇多症，舌体跳跃症

干祖望（1912～　），江苏省中医院主任医师

温肾法治清涕奇多

李某，女，58 岁。

初诊：1983 年 4 月 10 日。

主诉：近年来鼻涕奇多，或如清水，或似糜浆。头晕目眩，稍遇寒冷则诸病倍增。曾用多种中西药物治疗，效不明显。

检查：鼻粘膜淡红，鼻道内浆液性分泌物较多。舌苔薄，质嫩、胖，脉细。

医案：涕溢于上，原为土不制水。寒生于下，理应壮其阳光。幸得舌净脉静，正可补之敛之。药用：

肉桂 3g　太子参 10g　诃子肉 10g　益智仁 10g　山药 10g　乌药 6g　鱼脑石 20g　百合 10g　白芷 6g

服药 5 剂，涕量明显减少，头晕缓解。原方稍事增损，又进 10 剂，诸症告除。

鼻涕为人体五液之一，人体五液（汗、涕、泪、涎、唾）虽各为五脏所生，但均有赖于脾之运化、肾之温煦，方

能分泌适度。《素问·脉要精微论》谓："水泉不止者，是膀胱不藏也"。故尿频责之肾阳不足，膀胱不约。然肾阳虚衰，气化失职，五液亦皆可为病，因此，干氏在临床见有耳鼻咽喉分泌物清稀量多者，常从增强阳气固摄作用出发，取温肾法，方用附桂八味之类。若见清涕滂沱者，竟取缩泉丸。

缩泉丸见于《妇人良方》，治下元虚冷、小便频数或白浊、遗尿。《医学启源》则谓其能"治人多睡"，举一反三，用于敛涕亦非越规。方中益智仁温补脾胃、固精涩尿。乌药行气，山药健脾，均能助肾气化水。另用肉桂、诃子、鱼脑石，意在加强温肾敛涕之功。太子参补脾。白芷引诸药上行鼻窍。惟百合一味，乍看费解，实则为从阴中求阳，取其养阴以助益气也。使用本方的辨证要点为鼻窍分泌物清稀、色白不臭、量多失制、舌质不红。

安神养血法治舌体跳跃

韩某，男，60岁。初诊：1985年5月13日。

主诉：舌头跳跃摇颤不息，终日无片刻安宁。夜间更严重，但在熟睡时则不动，已有1年之久。言语困难，饮食不能。曾经中西医药治疗，均无效。检查：舌组织正常。舌体跳跃摇动不止，摆动幅度极大，质地柔软，舌苔薄，脉弦。

赤龙狂舞，终日无休，惟在熟睡之际可苟安片刻。以归经言，心开窍于舌，熟睡则神安守舍，故暂得一宁。以病态论，则血虚生风，风动则摇。病例不多，难言把握。姑从安神养血，是否有效？殊难预卜。药用：

柏子仁 10g　朱茯苓 10g　灯芯 3 扎　磁石 30g　珍珠母 30g　莲子 10g　当归 10g　白芍 6g　熟地 10g　菖蒲 3g

二诊：药服 5 剂，5 月 20 日。

检查：舌摇已减轻一半，饮食言语较前顺利一些。舌苔薄，脉细弦。

赤龙狂捣坤宫，药后稍稍抑制，虽未能潜蛰乎东海，却得以雌伏于南潮。效方不更，原方续进。

7 月份通函追问，回信称服药 20 余剂，病已告痊，故而不来复诊。后因胃病服他药，又引起小小复发，但程度很轻，再服原方 10 剂而痊。

考"弄舌"一症，病例虽不多，临床也能看到。而如此疯狂翻腾地跳跃，实属罕见。本例病已有 1 年之久，一直辗转求医无效，后慕名远道（陕西省）前来就诊。初诊时语言不清，需家人代诉病史，饮食更受限制，经常嚼破舌头，痛苦异常。

对此奇症，用药平平，何能获得捷效？以归经言，"心主神明，开窍于舌。心神不定则苗窍不宁，《灵枢·口问篇》云"心动则五脏六腑皆摇"，况苗窍乎？故从镇心安神入手。以活动论，乃由心血不足，血虚生风，风动而摇，故配当归、熟地、白芍等以养血熄风。此是奇病处以常法，以常制奇。

娄多峰

皮肤炎湿滞肌肤案

娄多峰（1929～   ），河南中医学院教授

毛某，女，45 岁，农民。1991 年 4 月 6 日入院。

四肢重困，憋胀疼痛，抬举无力 7 年，上眼睑紫红浮肿性斑 4 年，病呈持续性波浪式进展，近半年尤甚，久治罔效。

检查：面部、四肢皮肤轻度浮肿，按之即起。上眼睑紫红斑，眼眶周围水肿。肢体抬举无力，梳头困难，步态蹒跚。舌淡胖，苔腻微黄，脉弦滑。GOT 90u，尿肌酸 40mg/24h，肌电图提示为肌源性疾病。未发现癌肿。血中未找到狼疮细胞。

诊断：肌痹（皮肌炎）。证属湿滞肌肤。治以理气除湿，活血通络。药用：

茯苓 30g　柴胡 6g　苍术 15g　萆薢 15g　木瓜 15g　丹参 15g　青陈皮各 12g　香附子 12g　桔梗 6g　防己 12g　地龙 12g

二诊（4 月 13 日）：服 6 剂后身感轻松，胀痛减。继服 20 剂。

三诊（5 月 7 日）：服 20 剂后身感沉困憋胀痛消失，下

肢已不浮肿，眼睑红斑若无。GOT 降至正常值以下，尿肌酸 10.8mg/24h，肌电图复查示皮肤炎恢复期，稍加减再服 10 剂巩固。

1992 年 10 月 20 日追访：病未发作。

中医药治疗皮肌炎近年时有报道，多以益气养阴、滋补肝肾为主，余认为该病多为正虚不密，湿闭肌肤，阻滞经络为患。病之初、中期，以湿滞肌肤证候常见，故理气除湿也为该病常用治法。在基础方中，茯苓渗湿健脾，柴胡理气舒肝，气行湿行，针对湿滞而设，共为主药；辅以苍术、萆薢、木瓜除湿，青皮、陈皮、香附理气；佐使丹参、地龙活血通络，临证随兼寒、热、虚等不同而灵活加减，共同发挥理气除湿、通络蠲痹的治疗作用。该证善后以逍遥散为主，当然若临床证候非此，上法非宜。

刘祖培

从肝肾血瘀辨证治疗脑萎缩

刘祖培（1939～　　），湖南省中医研究院研究员

脑萎缩是脑组织的退行性改变，常表现为步态不稳、反应迟钝、记忆力差，甚至震颤，痴呆，不同程度地影响了患者的正常生活，是目前较为常见的难治病。刘氏认为本病的病理基础是肾虚血瘀，主张从肝肾血瘀辨证，擅用以下四法。

平肝活血法

适应证：风阳阻络证。症见头晕而痛，头胀目胀，烦躁易怒，失眠健忘，口苦，步履蹒跚，甚至偏瘫、震颤、舌质黯红、苔薄，脉弦细。方药：平肝通络汤加减：

生白芍 12g　天麻 10g　钩藤 10g　珍珠母 30g　石决明 30g　丹参 15g　生蒲黄 15g　益母草 10g　地龙 10g　全蝎 5g　山楂 10g

袁某，男，62 岁。因步行不稳反复 1 年而就诊。曾做 CT 扫描检查，结果为脑室系统扩大，诊断为脑萎缩。现步行不稳，头昏，烦躁，睡眠多梦，饮食及大便可，腰酸足软乏力，舌黯红，苔薄，脉细弦。辨证为肝风阻络兼肾虚

证，治宜平肝熄风，活血通络，佐以补肾。药用：

天麻 10g　钩藤 15g　白芍 15g　全蝎 5g　珍珠母 30g　石决明 30g　丹参 15g　川芎 10g　牛膝 10g　枸杞子 15g　杜仲 10g　山楂 12g

14 剂后，步行较前平稳，头昏足软稍减轻，仍烦躁，睡眠多梦，守方再服 14 剂，步行基本上已平稳，头昏减轻，睡眠多梦，心烦，纳可，大便溏，舌淡红，苔薄，脉细。原方去川芎，加生黄芪 30g、巴戟天 10g、佛手 10g，续服 28 剂以巩固疗效。

活血通络法

适应证：瘀阻脑络证。症见头部刺痛，痛处固定，失眠健忘，肢体麻木，步态不稳，舌质黯，苔薄，脉弦细。方药：黄参通络汤加减：

生黄芪 30g　丹参 15g　生蒲黄 15g　川芎 10g　益母草 10g　全蝎 5g　钩藤 10g　山楂 10g

王某，男，72 岁。行走不稳 1 年，CT 扫描诊断为轻度脑萎缩，既往有脑动脉硬化、冠心病、前列腺肥大病史。1990 年 4 月 13 日初诊，行走时自觉高低不平，无疼痛麻木，伴头晕，下午尤甚，失眠多梦，偶有心前区刺痛，纳可，舌质黯，苔薄，脉弦细。辨证为瘀阻脑络证，治宜活血通络法，药用：

生黄芪 30g　丹参 15g　生蒲黄 15g　益母草 10g　钩藤 12g　枣仁 12g　生龙骨 15g　生牡蛎 15g　石菖蒲 7g　山楂 10g

20 剂后症状减轻，于原方中加党参 10g、枸杞子 12g、淫羊藿 15g

1 个月后行走基本平稳，仍加肉苁蓉、巴戟天、仙茅、鹿角霜等温肾药物，以巩固疗效。

温肾通络法

适应证：阳虚血瘀证。症见头部空痛，时伴眩晕，嗜睡或失眠、健忘，腰酸足软，步履不稳，夜尿多，舌淡黯、苔薄，脉缓而弦。治以温肾通络汤加减：

生黄芪 30g　淫羊藿 15g　巴戟天 10g　鹿角霜 15g
丹参 15g　生蒲黄 15g　川芎 10g　山楂 10g

陆某，男，62 岁。车祸后眩晕、头痛 9 个月，于 1989 年 6 月 16 日初诊，当时眩晕头痛，记忆力下降，嗜睡，腰酸足软，夜尿 2 次，舌淡、苔薄、脉弦。CT 扫描为外伤性脑萎缩。辨证为阳虚血瘀，治宜温肾通络法，药用：

熟地黄 10g　枸杞子 10g　菟丝子 10g　淫羊藿 15g
巴戟天 10g　鹿角霜 15g　川芎 15g　山楂 15g　鸡内金 10g

配合服用黄参通络颗粒剂。14 剂后症状减轻，守方 2 个月后头痛缓解，但眩晕偶然发作，时伴恶心纳呆，原方去熟地、山楂，加白术 10g，茯苓 10g，泽泻 10g，法夏 7g，陈皮 7g。7 剂后眩晕恶心若失，后一直病情稳定。

滋肾通络法

适应证：阴虚血瘀证。症见头部昏晕而痛，失眠健忘，走路不稳，口干目涩，大便干，舌红，苔少，脉细而弦。治以滋肾通络汤加减：

制首乌15g　白芍30g　女贞子15g　草决明15g　丹参15g　红花5g　全蝎5g　佛手10g　山楂10g

周某，男，63岁。头昏痛反复发作1年，伴左手颤抖半年。CT扫描检查结果为脑萎缩。1992年12月26日初诊时头昏痛，左手颤抖，左下肢乏力，行走不稳，口干苦不喜饮，大便干结，健忘头昏，表情呆滞，舌暗红，苔薄，脉细弦。左上肢肌张力增高。西医诊断为脑萎缩、震颤麻痹综合征；中医诊断为颤证、阴虚风动证。治宜滋肾熄风通络。药用：

制首乌15g　白芍30g　草决明15g　白蒺藜15g　钩藤15g　全蝎5g　龟板15g　鳖甲15g　生龙骨30g　生牡蛎30g　苡仁30g　红花5g　佛手10g　甘草10g

17剂后，左手颤抖明显减轻，头昏痛消失，行走已平稳，口干，大便可，舌暗，苔薄，脉细弦。左上肢肌张力仍高。上方去草决明，再进30剂后，左手已不颤抖，行走平稳，口不干，舌黯，苔薄，脉细弦。左上肢肌张力稍高。守上方30剂以善后。

以上四法尚要随症加减，颈胀者加葛根；震颤者，加龟板、鳖甲、龙骨、牡蛎；痴呆者，加菖蒲、郁金；失眠多梦，加枣仁、夜交藤、龙骨、牡蛎；纳少加麦芽、内金；恶心加法夏、陈皮；大便干结，加女贞子、草决明。

祝谌予

肺泡蛋白沉着症，重症肌无力

祝谌予（1914～　），北京协和医院教授，著名医学家

肺泡蛋白沉着症

张某，男，44 岁，采购员。病历号 C139556。

患者于 1977 年 3 月突发高热伴咳嗽、咯痰，经胸透诊为"肺部感染"，用青、链霉素及庆大霉素等药治疗 2 个月，发热消退，但咳嗽、咯痰未见明显好转。咯痰呈白色泡沫状，每日十余口，胸胁经常疼痛，疲乏无力，胸闷气短，平地走路较急或上 3 层楼时即感气不接续，连连作喘，食纳减少，体重减轻约 15kg。1978 年 3 月因咳嗽、咯痰、胸痛、进行性呼吸困难收住我院内科。既往无慢性咳嗽史。

入院时体检：体温正常，脉搏 84 次/分，血压 13.3/10.7kPa，呼吸 17 次/分。发育营养正常，神清合作，面部及手背皮肤较黑，掌纹较深，齿龈、舌上现色素沉着斑，口唇及指甲轻度发绀，杵状指。两肺可闻及散在干啰音，右肺底可闻及湿性啰音，左肺底偶闻及湿啰音。呼吸音普遍较低。心律齐，无杂音，心界正常。胸片示两肺中下野均有广泛片状浸润阴影，边缘模糊，以下野为多见，部分有

融合，其间有腺泡状结节影，无明显肺间质纤维化及肺动脉高压的表现。痰病理检查：有大量粉染蛋白样物（PAS 染色强阳性）。

根据以上病情，拟诊为"肺泡蛋白沉着症"。4 月 10 日行开胸术做肺活检，病理报告证实为本病。5 月 6 日开始采用肝素、糜蛋白酶溶于生理盐水超声雾化吸入，并予活血化瘀中药 6 剂，病情未见明显改善，于 6 月 16 日邀请中医会诊。

现症：咳嗽，痰白粘不易咯出，两胁隐痛，胸中满闷，气短不足以息，上楼或活动稍多则气促，乏力纳差，颜面晦黯不华，唇甲青紫，二便正常，脉沉细弦滑，舌体胖有齿痕，舌下静脉怒张。

辨证立法：胸中大气下陷兼瘀血阻络，痰浊不化。治拟升举大气、活血通络、肃肺化痰，方宗升陷汤加味。

生黄芪 25g　　知母 10g　　柴胡 10g　　升麻 3g　　桔梗 10g　　当归 10g　　川芎 10g　　丹参 15g　　旋覆花（布包）10g　　海浮石（布包）10g　　葶苈子 10g　　生薏仁 25g

每日 1 剂，水煎服。

服中药期间仍继续应用超声雾化吸入治疗。

服上方 6 剂，证情明显好转，饮食增加，气短减轻，因痰量同前，乃于上方加杏仁 12g。续服 30 剂后，饮食由每日 450g 增至 750g，行路及上楼亦不觉气短。并从 7 月 14 日开始慢跑锻炼，以后逐步增加运动量，7 月 26 日以后，每天清晨可慢跑 3000 米。肺功能检查：第一秒时间肺活量由治疗前 89.5%恢复到 100%；氧分压由 9.23kPa 升至

10.67kPa；肺内分流由 12.4％降至 7.32％；生理死腔由 44.2％降至 26.77％。胸片复查：肺内阴影无显著改变。由于病情平稳，于 1978 年 7 月 27 日带方出院返回当地。药用：

生黄芪 25g　党参 15g　知母 10g　桔梗 10g　柴胡 10g　升麻 3g　旋覆花（布包）10g　黛蛤散（布包）15g　紫菀 10g　杏仁 10g　白前 10g　冬瓜子 30g

大气下陷一症，近代名医张锡纯于《医学衷中参西录》中论述颇详。张氏认为所谓"大气"即《内经》之宗气，"名为大气者，诚以其能撑持全身，为诸气之纲领，包举肺外司呼吸之枢机，……此气一虚，呼吸即觉不利，而且肢体酸懒，精神昏愦，脑力心思，为之顿减"。祝氏认为，本案以典型之大气下陷为其主要见证，然而胸中大气一虚，津液失于敷布，血行瘀滞不畅，故又兼痰浊与瘀血兼证。治疗时如果只看到痰浊与瘀血之标，不顾大气下陷之本，病人痛苦实难解除。故拟用张氏升陷汤为主升举下陷之大气，复加当归、川芎、丹参化瘀通络；旋覆花、葶苈子降气肃肺；海浮石、生薏仁化痰健脾，力补原方之不逮。辨证明确，立法遣药精当，故收效迅速。

肺泡蛋白沉着症（Pulmonary alveoar Proteinosis）是一种罕见疾病，其病因未明。患病率男性高于女性，一般见于青年人。其病理特点是肺泡及细支气管内充满 PAS 染色阳性的颗粒状类蛋白物质。发病大多数是隐袭性的，有进行性气短、咳嗽，不等量白色或黄色痰，低热，胸痛和体重减轻。X 线检查可见肺门处弥漫性阴影，类似肺水肿。

痰中检出有 PAS 反应阳性的蛋白性物质和又折射晶体，可能有助于诊断，确诊有赖于肺活组织检查。

祝氏强调对某些疑难病症必须遵循中医辨证论治的原则，本案在使用超声雾化吸入疗法基础上，仅服中药 30 余剂，患者的肺功能、症状等均有明显改善和好转，获得较满意疗效，但肺内病变并未消失，尚需深入研究。

重症肌无力案

贾某，女，12 岁，学生。病历号 C111355。

患者于 1969 年 6 月因右眼突然难以睁开，经某医院诊为重症肌无力（眼型），用新斯的明治愈。1975 年 10 月不慎外感，双眼睑先后发痉、下垂，以午后为重，并伴有复视。1975 年 6 月中旬再度受风，眼球活动受限，咀嚼无力，吞咽困难，甚或饮水发噎。虽服新斯的明等西药，效果不著，诸症渐次加重。1975 年 7 月 22 日因发热伴呼吸困难，我院神经科诊断为重症肌无力（全身型）并发肌无力危象及肺部感染收住病房。经吸痰、给氧、抗感染等积极抢救，肌无力危象及肺部感染得以控制后，邀请中医会诊。

现症：精神萎靡，面容憔悴，两眼睑下垂无力抬起，眼隙如缝，复视，气短憋气，语声低微，咀嚼无力，颈项酸软，全身近似软瘫，不能下地行走，两手小鱼际肌肉轻度萎缩。舌淡，脉沉细。

辨证立法：脾肾虚损，气血双亏，复感风邪而致痿弱。治拟补脾肾、益气血培其本，疏风活络顾其标，方宗补中益气汤加减。

生黄芪 30g　台党参 9g　全当归 9g　升麻 6g　柴胡 9g　生白术 9g　广陈皮 9g　清半夏 9g　云茯苓 12g　炙甘草 3g　川断 9g　桑寄生 15g

每日 1 剂，水煎服。同时嘱患者每日用生黄芪 30g 煎汤冲洗眼胞。服药 1 个月后再诊：患者仍感无力，多汗，四肢远端厥冷，舌淡，苔白腻，脉濡软。此乃表阳不固、营卫失调之象。暂拟温脾肾、固表阳、和营卫法治之。药用：

川桂 12g　杭白芍 12g　炙甘草 9g　制附片 9g　淡干姜 4.5g　台党参 15g　云茯苓 12g　生白术 9g　甘枸杞 9g

每日 1 剂，洗药同前。

以上方为主加减治疗 1 个月，汗出逐渐减少，手足转温，余症同前，仍守培补脾肾原意。药用：

生黄芪 15g　台党参 15g　生白术 12g　云茯苓 15g　全当归 9g　杭白芍 15g　川芎 9g　熟地 12g　制附片 9g　川桂枝 9g　仙灵脾 9g　巴戟天 9g　节菖蒲 9g　炒远志 9g　鸡血藤 30g

每日 1 剂。

住院期间患者病情日趋好转，身渐有力，可以随意下地活动，饮食正常，生活亦能自理。惟眼睑下垂、复视改善不太明显，遂于 1975 年 12 月下旬出院，后到中医科随诊治疗。药用：

生黄芪 30g　川桂枝 9g　赤白芍各 15g　制附片 6g　淡干姜 6g　仙灵脾 15g　巴戟天 15g　全当归 9g　大熟地 15g　甘枸杞 12g　黄精 15g　千年健 15g　功劳叶 15g

每日 1 剂，水煎服，洗药同前。

上方为基础加减治疗 3 个月后，患者眼睑下垂、复视均有明显改善，自己能上百货大楼等处玩耍。原方加服疏风定痛丸，早晚各服 1 丸，以散风通络，攻补兼施。1976年 7 月，复视消失，眼睑上抬亦觉有力，基本恢复正常，西药新斯的明出院时每日 12 片减至 6 片。乃停服疏风定痛丸，原汤药方改配丸药巩固疗效。药用：

生黄芪 90g　云茯苓 60g　生白术 30g　升麻 15g　建神曲 60g　生山楂 90g　千年健 60g　金狗脊 60g　功劳叶 60g　川断 30g　菟丝子 30g　女贞子 30g　甘枸杞 60g　巴戟天 30g

诸药研末，制成蜜丸，每丸重约 9g，早晚各服 1 丸。

1978 年 3 月随诊：患者病情稳定，略感面肌发紧，笑不自然。原方加地龙肉、乌梢蛇、钩藤、白蒺藜等祛风通络之品，制成蜜丸续服。新斯的明减至每日 3 片。1978 年12 月，西药全部停用，诸症皆瘥，患者体壮身健，肌肤丰满，复学后功课优秀，体力活动一如常人。

中医无重症肌无力的病名，从其证候特点来看，颇似痿证或瘫痪，然并非真正的痿证或瘫痪。痿证在《内经》中认为由"肺热叶焦"所致，"独取阳明"是其治疗大法。瘫痪前人亦多从风痰所中或气虚血瘀立论。祝氏认为，重症肌无力之病机多属脾肾虚损，气血不足。考《灵枢·本神篇》云："脾气虚则四肢不用"。《灵枢·大惑论》云："五脏六腑之精气皆上注于目而为之精。精散则视歧，视歧见两物"。《诸病源候论·睢目候》亦云："目是脏腑气血之精华，若血气虚，其皮缓纵，垂复于目，则不能开，此呼睡目。"重症肌无力病在肌肉，症在无力。盖脾为后天之本，气血生化之源，五脏六腑之精气皆赖其供养，四肢肌肉均为其主持；肾为先天之本，作强之官，藏精主骨。若脾肾不足，先后天俱虚，精气无以充养肌肉筋骨，则四肢痿软似瘫；不能上注瞳神则复视、斜视。故培补脾肾、益气养血、强筋壮骨实为本病治本之法。

本案虽属脾肾亏损，然两次因风邪诱发，病程绵长，症状复杂。祝氏根据其虚实夹杂病情，治疗亦大体分三个步骤：初期温补脾肾，益气养血，扶正固本，恢复体力，重在治脾；中期加服疏风定痛丸散风通络，攻补兼施；后期仍治以培补脾肾，强筋壮骨，重在治肾，然后改制丸药意在缓图。祝氏认为黄芪为治疗本病之要药。据《本草备要》记载，黄芪可"温分肉，实腠理"。《本草正义》亦云其"具春令升发之性，能直达人之肤表肌肉"。现代药理研究证明，黄芪有强壮身体、加强全身肌力和调整免疫功能的作用。本案外用黄芪煎汤冲洗眼胞，直达病所，内服黄芪补气升阳，充养肌肉，其效果更是相得益彰。

谢海洲

席汉氏综合征，脊髓
空洞症，隐性脊柱裂

谢海洲（1918～　　），中国中医研究院教授

席汉氏综合征

杨某，女，31 岁，干部。1978 年 8 月 21 日初诊。

患者 2 年前曾因产后大出血休克，住院 1 个月余，渐现乳房萎缩，月经闭止，阴道干涩，性欲减退，近 2 个月来毛发脱落甚速，经北京某医院检查示"子宫轻度萎缩，阴道分泌物少"。尿化验：17-羟类固醇 5.60，17-酮类固醇 6.0，诊为席汉氏综合征。舌质淡胖，舌苔少，脉细双尺脉无力。证属气血双亏，肾气虚弱。治拟益气养血，补肾壮阳。

当归 9g　川芎 3g　熟地 12g　菟丝子 12g　枸杞子 12g　五味子 10g　仙茅 12g　仙灵脾 15g　怀牛膝 12g　白术 12g　女贞子 9g　炙黄芪 9g　沙苑子 9g　山萸肉 12g

水煎服。10 剂。

1978 年 9 月 2 日二诊：服药后精神好转，食纳稍增，仍

畏寒肢冷，两足挛急，舌脉同前，宗原法于方中加党参 10g，炙黄芪 20g，肉苁蓉 15g，制附子 10g。水煎服，20 剂。

1978 年 9 月 23 日三诊：服上方后，畏寒、肢冷、脚挛急除，月事来潮，然量甚少，毛发脱落之势已控，阴道稍润，欲心渐萌。脉细尺弱，上方去附子，继服 10 剂。

1978 年 10 月 22 日四诊：患者来述，已无疲乏倦怠感，性欲正常，月经来潮，量可而淡，脱落之毛发处（头发、阴毛、腋毛），已有新茸萌出之状，且体重增加，精神体力基本恢复，已上班工作。复查尿 17-羟类固醇 7.0，17-酮类固醇 10.0，妇科检查（－），符合临床治愈标准。

为巩固疗效，再以上方配丸，继服以善后。多次随访，患者康复如常。

本例系由产后元气亏虚且大出血致精血亏损。产后阴分一伤，八脉自失其养。冲为血海，连于胞宫，任督之脉又系养于胞宫，胞宫失于濡养则月事闭止不行。然奇经八脉皆隶于肝肾，今产后下虚及肾，阴阳互不维系，故出现毛发脱落，乳房萎缩，阴道不润，性欲消失，畏寒肢冷等一派肾虚之征。有鉴于此，结合朱丹溪"产生以大补气血为主"之说，故治以补益气血、温壮元阳而为法。拟方初以四物补血，芪术补气，五子衍宗合山萸肉、仙茅、仙灵脾以补肾壮阳，复方相柔以图治；之后递增益气补肾温阳之品，以冀阳生阴长，阴阳平秘。此例用药灵活权变，切中病机，故使产后虚损痼疾得获速痊。

脊髓空洞症

齐某，女，32 岁。右上肢及腰椎 Ⅰ～Ⅳ 两侧呈节段性麻木不仁，不知痛温，有时感到自发性闷痛。表面皮肤干燥，触之有感觉，右臂运动无力，肌肉萎缩，脊椎变曲。经北京某医院确诊为"脊髓空洞症"。历经 5 年医治效果不显，转来诊治。

诊其舌质淡嫩有齿痕，舌边黯紫有瘀点，无苔，脉细涩而结。辨属先天不足，精髓不充，气虚血瘀。拟补肾填精、益髓健脑、补气活血调治。药用：

巴戟天 12g　仙灵脾 12g　菟丝子 15g　当归 12g　鹿角胶 9g　龟板胶 12g　黄芪 20g　枸杞子 20g　桑寄生 15g　怀牛膝 15g　狗脊 12g　太子参 12g　赤芍 9g　鸡血藤 20g　山萸肉 30g　熟地 12g　丹参 15g　川芎 6g

守方 60 剂后，感觉稍复，痛已消除，麻而不木。舌色淡红，瘀点消失，脉弦细。上方中减活血化瘀药用量，重用补肾填髓益气之品，续服 80 剂，腰背感觉基本复常，右臂活动有力，肌肉渐丰，苔脉复常。疏方配丸以调治。药用：

巴戟天 15g　仙灵脾 15g　菟丝子 20g　鹿角胶 12g　龟板胶 12g　黄芪 30g　枸杞子 30g　当归 15g　赤芍 6g　川芎 6g　丹参 12g　熟地 15g　肉苁蓉 30g　川断 20g　桑寄生 20g　怀牛膝 20g　狗脊 15g　太子参 15g　桂枝 12g　鸡血藤 30g　穿山甲 12g

共研为粉，制蜜丸，丸重 9g，每次 1 丸，每日 3 次。

服药半年左右，症状体征消失，活动如常，复经原北京某医院检查：节段性感觉分离、节段性肌肉萎缩、临床症状等均消失，病告愈。1年后追访，未见复发。

本案证属先天不足，精髓不充，气虚血瘀，虚实夹杂，故治之亦补亦通，兼施并用而主以左归饮、龟鹿二仙胶、当归补血汤等方加减，以补肾益髓，益气活血也。因补肾则精生髓充，活血则瘀去络通，故诸法并施于髓亏血瘀之本证，而奏效显著也。

隐性脊柱裂

徐某，女，32岁，北京某中学教师。1976年2月15日初诊。

近几年来双下肢冷麻，软弱无力，行走艰难，且感腰脊酸麻沉重。经北京某医院X线摄片检查："骶椎Ⅰ与Ⅴ椎板凹陷缺损，且外皮凸起，上生粗毛"。确诊为"隐性脊柱裂"。

诊其脉弦细，舌体胖嫩，舌边尖有多个瘀点，苔薄白。病由先天禀赋不足，肝肾亏损，精髓不充，阴亏髓虚，血络瘀阻，致足不任身，发为骨痿。以腰者肾之府，脊者肾之所贯，故肾虚则腰脊酸沉。法拟补益肝肾，强筋壮骨，化瘀通络。药用：

熟地18g　山萸肉9g　麦冬9g　菖蒲9g　五味子9g
远志9g　桂枝9g　肉苁蓉18g　附子6g　巴戟天12g
生苡仁24g　补骨脂12g　石斛12g　木瓜12g　川牛膝12g　鸡血藤24g　赤芍15g　红花9g

水煎服，14 剂。

另予加味金刚丸（菟丝子、肉苁蓉、杜仲、川萆薢、猪腰等）50 丸，每次 2 丸（12g），日 2 次。

守方 1 个月（二诊时小有更动），行路稍觉轻松，脊部麻感下移，腰部微痛，下肢冷麻稍轻。舌质黯红，边尖仍有瘀点，脉弦滑。原方加炙马钱子 0.25g（冲服或胶囊送服），以增强通络起痿之功，续服 2 个月。

第四月来诊，舌边瘀点减少，诸症略减，行动亦稍有力。原方加白芍 12g、茯苓 9g，生地 15g，川断 9g。再服 2 个月。

第六月双下肢及腰部酸沉状已解，步履渐趋常态，舌边尖瘀点尽退，脉复神强。药用：

生熟地各 12g　巴戟天 12g　山萸肉 9g　天麦冬各 9g　女贞子 15g　旱莲草 15g　菖蒲 9g　肉苁蓉 24g　川断 12g　赤白芍各 9g　茯苓 12g　薏苡仁 24g

水煎服，14 剂。五子衍宗丸 20 丸。每次 1 丸，每日 2 次。

服药后，行路已如常人。苔脉正常。后经原北京某医院拍片对照：椎板缺陷处模糊不清，脊柱裂面积明显减小。收效尚佳，继服上方加大 5 倍量，制成蜜丸，丸重 6g，每服 2 丸，日服 2 次，以善后调理。

经半年追访，患者早已恢复工作，自云可胜任工作，腰及双下肢亦无沉重感，仅行路较常人稍缓，余皆正常。

本例"隐性脊柱裂"，属脊椎先天性缺陷，与中医学所谓痿证颇相类似，如《素问次注》云："痿谓痿弱无力以运动"。《儒门事亲》云："痿之为状，两足痿弱，不能行走"。究其所因，以肝主筋，肾主骨，故骨软筋弛之痿，每多关于肝肾二脏之病变，正如《女科百病问答补遗》所谓："人身之骨，肾所主也。先天禀气不足，则骨软而不坚不实，且髓不满骨，筋无血养以束骨，荣卫弱，故骨痿而骨变也"。审该证是肝肾两虚而筋骨痿弱，故治在肝肾，主以《宣明论》之地黄饮子与《保命集》之金刚丸，而兼予化瘀通络之法。方用地黄饮子、金刚丸者，以地黄饮子既滋阴益肾、壮水济火，又温补肾阳，引火归源，取其协调阴阳、益肾填髓也；金刚丸乃补肝肾、壮筋骨之佳品，善治"骨痿不能起于床者"（《张氏医通》）。至于方中兼用鸡血藤、牛膝、赤芍、红花等活血通络之品者，则意在祛瘀生新，既可使血活络通，又可助补肾生精也。由于药证相符，故数载病痛，经由数月调治，而终获其痊矣。

焦树德

卵巢囊肿蒂扭转

焦树德（1922～　　）北京中日友好医院主任医师

患者张某，女，67岁。病历号：52917。1961年4月17日初诊。

10天来下腹部剧痛，稍偏右处有一大肿块疼痛拒按。曾住入某市某医院，诊断为"卵巢囊肿蒂扭转"，需手术治疗，因拒绝手术而来本院诊治。

诉下腹部剧痛，有肿块、拒按，坐卧不宁，不能安睡，饮食减少，饭后脘闷胀，口干不能多饮，夜间五心烦热，大便干结。急性痛苦病容，坐卧不安，身体不敢自由转侧，神态疲惫。舌红苔白。微有呻吟，言语声低，气息稍怯弱。下腹膨隆，脐下稍偏右有一茄形肿块，大如儿头，拒按，较硬，压痛（＋＋＋），腹肌紧张（＋＋），反跳痛（＋）。六脉均弦，关、尺较为明显，稍数。体温37.8℃。

疼痛以小腹为主，肿块波及右侧少腹，知病在肝、胃二经。《内经》云："肝足厥阴……是动则病，……丈夫溃疝，女人少腹肿，甚则嗌干……"。《金匮翼》也说："妇人亦有疝气，凡血涸不月，少腹有块等症皆是，要不离乎肝经为病"。可见，病以肝经为主，再据《证治汇补》"凡疝久或积，盘附脐之上下左右，为癥为瘕，作痛不已"的记载和病人腹痛如此急骤来看，本病属于癥瘕疝痛之疾。两手脉弦既主肝经病，又主疝瘕积聚。如《脉经》所言："诊妇人疝瘕积聚，脉弦急者生。"四诊合参，诊为癥瘕疝痛。

暂施以行气活血、调肝缓急。待疼痛减轻，正气渐复后，再拟消块除癥之剂。

乌药 12.5g　当归 12.5g　白芍 25g　吴萸 3.5g　炒川楝子 12.5g　荔枝核（打）9g　炒橘核 9g　胡芦巴 6g　炒小茴香 9g　青皮 6g　木香 4.5g　乳香 6g　没药 6g　元胡末 4.5g（分 2 次冲服）

本方用乌药通气汤和茴香橘核丸加减而成。方中以乌药行腹部滞气，顺肾经逆气，行气治疝，作为主药。当归、白芍养肝活血、舒筋缓急，为辅药。橘核、小茴香、荔枝核、胡芦巴、木香温散肝、肾两经滞气，气行则血行；乳香、没药、元胡活瘀舒筋、消肿定痛，从而调整机体功能，增强治疗效果，为佐药。吴萸、青皮主入肝经，疏肝开郁、理气破结，为使药。川楝子舒筋行气，为治疝要药，因其性味苦寒，能清小肠、膀胱、肝、肾之热，故既用为治疝痛之品，又作为预防温药致热的反佐药。

4 月 19 日诊：腹痛减轻，二便通畅，夜能安睡 1 小时以上。腹壁较前柔软，癥块压痛略有减轻，仍饮食不多，周身乏力，气怯声低。舌同前，脉略弦。化验检查：白细胞计数 $19.7×10^9$/L，中性粒细胞 82%，淋巴细胞 16%，嗜碱粒细胞 2%。仍守原法，前方去吴萸，加西洋参 4.5g（另煎兑入）、炙黄芪 9g，以扶助正气。

4月24日诊：服上方4剂后，腹痛消失，夜能安睡，食纳增加，精神好转，已能扶杖行走，小便正常，大便5日未行。腹部切诊：腹壁柔软，下腹稍偏右处，可摸到肿块，约儿头大小，稍能移动，压痛（＋）。切脉：六脉略数，稍带弦滑。舌苔白厚。化验检查：白细胞计数 $9.2×10^9/L$，中性粒细胞79％，淋巴细胞20％，嗜酸粒细胞1％；尿糖（＋＋）。原方加减：

人参6g　白术6g　茯苓6g　炙甘草4.5g　陈皮6g
川楝子9g　炒茴香6g　荔枝核9g　香附9g　炙黄芪12g　乳香3g　没药3g　瓜蒌19g（与元明粉1.5g捣拌）
元胡末3.5g（分冲）

5月3日诊：诸症减轻，大便已通，行动自如，饮食倍增，面色较前活润。尿糖（＋＋）。上方去瓜蒌、元明粉，加知母、生石膏、黄芩、丹参、青皮，清气血之热，兼治中消。

5月8日诊：诸症消失，面色润，精神佳，腹部切诊下腹肿块尚有苹果大小，行动坐卧已无疼痛，亦无明显压痛。脉两关尺仍略有弦象，舌苔薄白。改扶正消积、攻补兼施之法，用丸剂常服。于上方去黄芪加三棱、莪术、桃仁、红花、槟榔、乌药、白芍、焦山楂、焦神曲、焦麦芽，共为细末，制为水丸如绿豆大，每次3～6g，日服2次，温开水送下，长期服用。随访2年，肿块消失，尿糖（－），能主持家务。

本例虽以腹痛为主要表现，但右下腹有肿块拒按，据《证治汇补》"凡疝久成积，盘附脐之上下左右，为癥为瘕，作痛不已"及《金匮翼》"妇人亦有疝气，凡血涸不月，少腹有块等症皆是，要不离乎肝经为病"之论，故诊为癥瘕疝痛，病在肝经。其积块偏在少腹，其脉现弦，也表明与肝经有关。盖肝为藏血之脏，喜条达而恶抑郁，肝失疏泄，其气血必郁滞不畅，肝络不和而发病。但患者已年过花甲，虽有积块疼痛拒按之实证表现，而又年老体衰，气怯声低，正气不足，当属虚中夹实之证。然痛急不可不顾，正虚又不可不顾，故先拟行气活血、调肝缓急、健脾益气之法，待痛减正复，再投消癥之剂，甚为妥切。

本例虽是腹中包块疼痛，但与实性的瘀血积块又有不同。由于蒂扭转而血流不畅，并非血块瘀积，故在用药上不是一味活血化瘀，软坚散结，而是以顺逆气、缓急迫为主，参照治疝的用药特色，所谓"气行则血行"是也，故药后癥消而愈。

周仲瑛

阳 虚 耳 衄

周仲瑛（1928～　　），南京中医药大学教授

杨某，女，66岁。

患者于6天前左耳开始鸣响，同侧头角偏痛。第二天该侧耳内流血，疼痛，并感口干而苦，内热，畏寒肢冷，胸闷气窒，纳食减少。曾就医治疗3次，均按风热上干清窍论治。方药用桑叶、菊花、银花、连翘、防风、白蒺藜、薄荷、黄芩、赤芍、甘草之类，外以黄连水滴耳，不效。

刻下左耳流血点滴不净，鼻涕带红，同侧头顶刺痛难忍，神情烦躁，内热口干，但不思饮，夜寐盗汗淋漓，声低气怯，胸闷不舒，畏寒，四肢清冷如冰。苔薄腻，色淡黄，质干，脉象重按沉细。以往无耳病病史，血压15.6/9kPa。

辨证当属高年之体，下元不足，真阳失守，火不归源，浮越上炎，气血错乱，阳不摄阴，血溢络外，上出窍道。慎防延误，阴竭阳越致脱。治拟温补摄纳，潜阳入阴，导火归源。宗附桂八味丸加减。药用：

制附片3g　肉桂（后下）1.5g　山萸肉6g　干地黄12g　白芍10g　朱茯苓10g　煅龙骨（先煎）15g　煅牡蛎（先煎）20g　五味子3g　胡桃肉10g　沉香片（后下）1g

药进 2 剂，耳衄涕红均止，头痛得减，但尚有阵作，其势不剧。形寒仍著，胸闷气短，口干，苔薄黄，脉沉细如绝。原方去白芍、牡蛎、茯苓、胡桃肉，加党参、黄芪各10g，附子加至 5g，山萸肉加至 10g，以助温阳补气之力。再服 2 剂，寒冷得罢，头痛若平，胸闷气短亦宽，脉有起色。续投 2 剂，竟得全功。

本例前从风热实证施治，效果不显。若按照辨证常规，症有头顶刺痛、烦躁、内热、口干、盗汗、苔黄等，俱为下元水亏，龙雷之火上乘，内扰心神，热蒸营阴，逼液外泄之候。舍实从虚，当从阴虚火旺求治，似为合拍。但周氏进一步分析，口干并不思饮，苔虽黄而色淡，且见声低气怯，胸闷息短，畏寒厥冷，脉来沉细如绝，提示病变的本质实以下元阳虚为主。因真阳失守，摄纳无权，无根之火，浮越上炎所致。故投予温补摄纳，导火归源之剂。诚如《证治汇补》所说："夫血证而用八味者，因外有假热，内有真寒，孤阳浮露，血不能藏，故用温剂，以引血归源，乃变病变法也"。本例见症重在阳虚，故治以温补阳气、引火归源为主，方中附、桂、萸肉、胡桃五药，功能温养下元，摄纳肾气，导火归宅。地黄、白芍补阴济阳；龙、牡、磁石潜阳入阴；沉香、茯苓下行入肾。方药不以止血为目的，而血得以止，实耐人寻味。

张镜人

小脑共济失调

张镜人（1923～　），上海第一人民医院主任医师

杨某，女，60 岁。初诊：1980 年 10 月 7 日。

主诉：语言欠清，步态不稳 1 年余。

病史：患者自去年 8 月份起下肢萎软乏力，行路有飘浮感，步态不稳，语言欠清，上肢活动不能自主，夜卧欠安，外院诊断为小脑共济失调。苔薄腻、脉细。诊断：小脑共济失调（痿证）。证属肝肾亏损，痰瘀阻络，络脉不和，筋脉失养。

治法：益肝肾，化痰瘀，通络脉。

方药：

丹参 9g　赤白芍各 9g　生白术 9g　泽泻 15g　茺蔚子 9g　干菖蒲 5g　炒远志 3g　广郁金 9g　怀牛膝 9g　杞子 9g　炒川断 15g　制狗脊 15g　陈胆星 3g　桃仁 5g　指迷茯苓丸 9g（包）

二诊：11 月 25 日。

行路飘浮感好转，而下肢仍萎软乏力，语言不利，脉细，苔薄腻，治守上法。

处方：上方去枸杞子加制半夏 6g、陈皮 5g。

三诊：1981 年 1 月 20 日。

叠进益肝肾、化痰瘀、和络脉之剂，症情已有改善，语言较清，下肢飘浮感逐步减轻，步态渐稳健有力，脉细，苔薄腻。肝肾两虚，痰瘀逗留，仍守上法，兼佐养肝荣筋，治以地黄饮子加减。处方：

丹参 12g　生白术 9g　巴戟肉 9g　枸杞子 9g　炙远志 5g　干菖蒲 5g　怀牛膝 9g　炒川断 15g　制狗脊 15g　炒白芍 9g　炒桑枝 12g　制半夏 6g　炒陈皮 5g　广郁金 9g　指迷茯苓丸 9g（包）

随访：以本法调治至 7 月 14 日，病情平稳，肢体活动较利，步态已稳，语言亦清。

此例患者乃肝肾不足，风痰夹瘀阻络，经脉失和之证，故以牛膝、狗脊、杞子补益肝肾，丹参、赤芍、茺蔚子化瘀和络，更用泽泻、指迷茯苓丸合菖蒲郁金汤以化痰除湿，开窍通利，三管齐下，守法服用百余剂，病情改善，逐步恢复，获得良好效果。

李培生

腰以下奇冷案

李培生（1914～　），湖北中医学院教授

　　孙某，男，45岁。1991年9月18日初诊，腰以下寒冷彻骨，痛如折断15年。患者于1976年冬月某日劳累后洗澡，不慎受寒，继用热浴，随即感到腰以下寒冷，两侧臀部冷如冰块，腰部冷痛如折断，夜间不能入寐。此后半年，又见滑精、阳痿。曾先后至武汉、贵阳、湖南、江西、上海等地有关专科医院诊治，服药数千剂，用药如肉桂、附子、鹿茸等，反致上身如火，口唇溃烂生疱，而下身冰冷如故。遂经人介绍，求李氏诊治。时见精神疲惫，表情痛楚，腰以下寒冷，冷彻骨髓，痛如折断，喜近炉火，舌质淡红，舌苔薄白，脉细而濡。李氏曰：此属风寒湿邪，流注关节，厥冷日久，肾气已衰。治宜补益肾元，祛风除湿，活血通络。处方：

　　熟地15g　山药10g　淫羊藿10g　独活10g　防风10g　丹皮10g　赤茯苓18g　当归10g　枣仁12g　泽泻10g　川牛膝10g　炒杜仲10g　防己10g　车前子10g　5剂

　　二诊：药后寒冷稍有减轻，但仍冷痛甚剧，阳痿、滑

精，舌质淡红，舌苔薄白，脉细濡。宗上法加强祛风活络，益肾壮骨之味，减去丹皮、泽泻偏于寒凉之类。处方：

熟地 15g　淫羊藿 15g　山药 15g　枣皮 10g　独活 10g　防风 10g　茯苓 15g　巴戟肉 10g　炒杜仲 10g　川牛膝 10g　五加皮 10g　制苍术 6g　制仙茅 6g　木瓜 10g　薏米 30g　车前子 10g　10剂

三诊：腰部以下渐觉温暖，除双臀稍有酸冷外，余处冰冷缓解，阳事能举，滑精亦止，邪实渐去。遂守上法去苍术、薏仁、车前等味，酌加菟丝子 10g、橘红 10g、核桃肉 10g、补骨脂 10g、桑寄生 15g。连进 40 余剂，寒冷疼痛均见消失。

腰以下冰冷，痛如折断，阳痿、滑精持续 15 年，前医多以肾阳虚衰而治之。要知疾病之源，本于寒湿，寒邪凝滞，湿聚不化，经脉受阻，气血不畅，故腰以下寒冷，疼痛如折；久病及肾，肾精亏损，命门火衰，则阴器弛软不用；肾气既虚，下元疲惫，精关不固，则频发滑精。若纯用补阳之剂，则阴无以继，以致浮阳躁动于上，使上身热炽，口伤烂赤，上热下寒，寒热格拒。此时治法，宜标本兼顾，益阴和阳，阳中求阴，阴中求阳，平衡阴阳。故药用祛风胜湿、散寒止痛之剂以治其标；用补益精血、温肾强健之剂以治其本。标去本实，沉年痼疾，竟侥幸告愈。

吕继端

脊髓血管症，同胞姊妹小脑萎缩案

吕继端（1929～　　），湖北中医学院教授

脊髓血管症

　　黄某，女，49 岁。1992 年 11 月 6 日初诊。今年 6 月份出差，突发双下肢麻木无感觉，左下肢不能运动，右下肢麻木，某医院诊断为"脊髓血管症"，经住院西药治疗有所改善后转诊中医，是时觉从腰部至右下肢灼热麻木，时而肌肉有跳动感，运动正常，双下肢温度不对称。舌质红边紫有齿印，苔中心黄腻，右脉沉弦，左脉细弱。证属肝肾不足、湿热内袭，治宜化湿清热、滋养肝肾。处方：

　　苡仁 40g　白芍 24g　当归 12g　北枸杞 10g　淮牛膝 10g　红花 10g　桃仁 10g　木瓜 10g　盐水炒黄柏 10g　晚蚕砂 10g　骨碎补 15g　狗脊 15g　五加皮 15g　桑枝 15g　每日 1 剂

　　11 月 27 日二诊：服上药 7 剂，诸症即明显好转，但从臀部至右下肢仍有灼热感，运动时更甚，舌质红，苔薄白，右脉弦数有力，左脉软数。守上方去五加皮、晚蚕砂、狗脊、骨碎补，加熟地 15g、龟板 30g（先煎）、丹皮 10g、白

薇 10g，服药 3 剂，所苦告愈，全身轻松无不适，再进 2 剂，巩固药效。

患者素为肝肾阴津不足之体，复又旅途劳顿，湿热之邪乘虚内袭，浸淫筋脉，影响血脉运行而致疼痛麻木不仁，活动受限，故用苡仁、黄柏、蚕砂、五加皮、桑枝化湿清热；白芍、当归、牛膝、枸杞、狗脊、骨碎补滋补肝肾；红花、桃仁活血祛瘀通络。二诊因湿热已去大半，阴伤显现，故去辛温伤阴助火之五加皮、蚕砂，温肾伤阴之狗脊、骨碎补。加熟地、龟板增强滋养肝肾之力，选丹皮、白薇取其凉散血热之功，药后立见成效。

肌肤板硬萎缩，关节疼痛 1 年余。1990 年 5 月原因不明地渐感全身困乏无力，手指麻木不适。3 个月后渐出现肌肤闷胀微肿，皮肤变硬，不能捏起，关节僵硬疼痛。在某省级医院诊为"系统性硬皮病"，治疗半年余（用药不详），病情日渐加重。来诊时，全身困乏无力，肌肤闷胀，面部及四肢皮肤变硬萎缩，皮肤紧贴于骨，不能捏起。面纹消失，无表情，张口困难，鼻尖呈鹰嘴样，口唇变薄。双手指尖细、僵硬如鸡样，双手指、腕、肘、膝等关节疼痛僵硬，皮肤欠温，纳差，乏力，畏寒。舌质淡黯，苔薄白，脉沉细弦。

化验：白细胞 10.1×10^9/L，N：0.6，L：0.4，血沉 60mm/h，RF（＋）。

诊断：皮痹（系统性硬皮病）。证属气血亏虚，肌肤失养，寒凝血瘀。治宜益气养血，活血通络。处方：

黄芪 60g　当归 30g　赤芍 30g　桃仁 12g　红花 30g

首乌 30g　生地 30g　丹参 30g　地龙 30g　桂枝 15g
甘草 9g　水煎服

二诊（10 月 14 日）：服上方 60 剂，身感有力，关节疼痛减轻，皮肤较前稍变软，余症同前。上方去生地、首乌，加元胡 15g、水蛭 20g、陈皮 12g，水煎服。

三诊（1992 年 1 月 24 日）：上方服 60 剂。皮肤出现皱纹，扪之较前变软。面部有润色，稍丰满。双臂及下肢僵硬、屈伸受限明显好转，可提水行走，生活自理。畏寒乏力症状若失，精神状态大好。嘱按 1991 年 10 月 4 日方共为细末，每服 4～6g，每日 3 次，连服 6 个月。

1993 年 6 月 10 日随访。停药已 1 年，面部皮纹清晰，面容改观，表情较丰富，面色红润。四肢等处皮肤变软，可捏起。各关节功能活动正常，已能从事正常劳动。

该病属中医"皮痹"，多由阴阳气血失调，风寒湿邪杂合，凝闭皮肤经络所致。皮肤经络失于濡养，故临床见形寒肢冷，皮肤板硬等。本例以营卫气血亏虚、瘀血闭络突出，故以益气养血、化瘀温经为主，坚持长期用药而获效。

同胞姊妹小脑萎缩案

姐，39 岁。1991 年 2 月 27 日初诊，诉 2 年前 5～6 月份，双腿渐沉，行走不稳，时而摔跤，CT 检查提示"小脑萎缩，共济失调"。曾用中西医药治疗无效。诊时行走不稳，以右侧为主，右臀至右膝呈牵扯状，并有痛、麻木和肌肉掣动感觉，不能端坐，起坐缓慢，行走能向前不能后退，转身不能急速，语音有时不清，说话缓慢，不连贯，喉中若梗如塞，饮水作呛，胸闷，气短，心悸，食欲不振，50～100g/餐，二便调，月经提前，量多，血色紫暗，经行4天干净。面色少华，舌淡苔少，脉濡细，沉取则弱。宜滋补肝肾，化瘀通督。药用：

淡大芸24g　苡仁24g　菟丝子20g　制首乌20g　狗脊15g　白芍15g　续断15g　桑枝15g　山药15g　鹿角片10g　龟板10g　当归10g　桃仁10g　木瓜6g

每日1剂，水煎内服。服药1月，步履较前平稳，疼痛、麻木减轻，胸闷、心慌较前明显好转，但语言表达稍差，双腿乏力，肌肉拘挛，夜间为甚，舌淡边有齿印，苔薄白，左脉细弱，右脉弦细。上方去鹿角片、桑枝，加鹿角霜10g、五加皮15g、桂枝6g，连服3月，诸症消失，仅感神疲乏力，四末不温，舌淡红，苔薄白，右脉弦细，左脉细弱。宜滋补肝肾，益气化瘀。药用：

黄芪24g　淡大芸24g　苡仁24g　菟丝子20g　制首乌20g　狗脊15g　白芍15g　续断15g　山药15g　桂枝5g　炒穿山甲片5g　鹿筋5g

守方略有进退，服药2个月，逐步恢复正常。

妹，39岁。1991年3月28日初诊。自诉1982年产后发病，步履不稳，易摔跤，全身乏力，语言謇涩，病情进行性加重，时而出现肢体震颤，有家族史。综合CT检查，诊断为"遗传性小脑萎缩"。曾用中西医药治疗，不能控制病情发展。诊时诉全身乏力，步履不稳，呈摇摆状，语言謇涩，神情呆板，反应迟钝，全身肌肉僵硬，关节活动困难，伸屈受限，腰部下坠，头晕重难举，食欲一般，口干喜饮，二便调，月经量少，舌质淡红，苔白，脉细弱。宜滋补肝肾、化瘀通督，佐潜镇熄风。药用：

　　白芍 24g　淡大芸 24g　当归 10g　生地 10g　山萸肉 10g　桃仁 10g　狗脊 40g　麦冬 15g　骨碎补 15g　鹿角霜 15g　龟板 15g　煅龙牡各 30g　土鳖虫 6g

　　每日 1 次，水煎内服。

　　服药 1 月，步履较前平稳，全身肌肉僵硬好转，语言较前流畅，仍感乏力腰痛，夜寐失眠，舌淡红苔薄白，脉细。治宜滋补肝肾、益气活血，佐以镇静安神。药用：

　　黄芪 40g　狗脊 40g　当归 10g　生地 10g　萸肉 10g　桃仁 10g　红花 10g　白芍 24g　酸枣仁 24g　淡大芸 24g　骨碎补 15g　龟板 15g　鹿角霜 15g　煅龙牡 30g　炒山甲片 6g

　　服药 2 个月，整体情况明显好转，仅感右下肢稍僵硬，消瘦，舌淡红体胖大，苔薄白，脉细，续上方稍加减，服药 2 个月，随访诸症消失，能从事正常工作。

　　小脑萎缩目前西医缺乏有效治疗。本病中医按"痿证"辨证论治，虽发病有肺热伤津、湿热浸淫、脾胃虚弱、肝肾亏虚致痿之分，然以肝肾精血亏虚多见。盖肝主一身之筋膜，肝精充足，筋膜得到充分滋养，则肢体运动自如；肾主一身之骨骼，通脑，肾精充则骨坚脑聪，若肝肾阴液亏虚，上不荣脑，则头脑自持失灵，语言謇涩，外不能灌溉四肢，筋脉失养，则痿废不用；肝为风木之脏，赖肾水以涵养，真阴耗伤，水不涵木，则虚风内动。何秀山说："血虚生风者，非真风也，实因血不养筋"。表现语言謇涩，步履不稳，肌肉硬强，肢体震颤等。吕氏宗叶天士治痿经验，强调肝肾肺胃在发病和治疗中的影响，尤重视肝肾精血的作用，对精血内夺、奇脉少气而成痿者，以填补精髓为主。故常以补益肝肾、活血通督作为治疗本病的重要法则。

例1为肝肾精血亏损，经脉瘀滞，未能通贯，筋骨失于营养，脉络失于濡润，肢体则痿废不用。方用淡大芸、菟丝子、首乌、狗脊、白芍、续断、鹿角、龟板滋肝肾，生精髓，强筋骨；茯苓、山药滋养脾胃之阴，使土润以养肺滋肾，阴平阳秘；当归、桃仁，滋补肝肾，祛瘀通络；桑枝、苡仁、木瓜，通利关节，舒筋活络。由于抓住了主要矛盾，沉疴之疾，短期即见成效。

例2为产后出血过多，气血耗损而致血脉瘀阻，气血凝塞，筋脉失养；上不能荣养高巅，则脑髓失养，下不能滋润肝肾、四肢百骸，则肌肉痿废不用。方用白芍、大芸、生地、山萸肉、狗脊、骨碎补、鹿角霜、龟板、麦冬益血生精，滋补肝肾；当归、桃仁、土鳖虫活血通络，煅龙牡潜镇熄风，方药对证，病情很快见愈。

李文瑞

奇症四则

李文瑞（1927～　），北京医院主任医师

温补脾肾治疗甲减

甲状腺机能减退症（以下简称甲减）发病隐匿，病程较长，治疗颇为棘手。以温补脾肾为主治疗甲减患者 7 例，均收到较为满意的疗效。整理如下：

例 1：郭某，女，37 岁。病历号 47463。因乏力伴颈前部肿大而来本院就诊。经查血清发现三碘甲状腺原氨酸（T_3）、甲状腺素（T_4）降低，促甲状腺释放激素（TSH）增高。

患者表情淡漠，皮肤粗糙，舌体稍厚，甲状腺 Ⅱ 度肿大，心肺（－），肝脾不大，双下肢轻度浮肿，膝腱反射减弱，少言欲睡。自诉乏力，畏寒，纳可，腹胀便干，时或烦躁。舌淡红，苔薄白，脉细弦。心电图、胸片正常。甲状腺扫描示有一可疑功能减低的凉结节。甲状腺 B 超示回声偏低，明显不均。腹部 B 超示脂肪肝。血清 T_3 12ng/dl，T_4 0.5μg/dl，TSH＞60μIU/ml，抗甲状腺球蛋白抗体（TGAB）、抗甲状腺微粒体抗体（TMAB）强阳性，反 T_3

（γT$_3$）7ng/dl，血清游离甲状腺素（FT$_4$）0.5μg/dl，胆固醇 6.9mmol/L，甘油三酯 2.23mmol/L，高密度脂蛋白 680mmol/L。

西医诊断为慢性甲状腺炎，甲状腺机能减退症，脂肪肝。中医辨证：肾阳不足，兼有气郁。药用：

制附子 10g（先煎）　肉桂 3g（后下）　生黄芪 30g
当归 10g　仙灵脾 10g　熟地 30g　山药 15g　山萸肉 15g
　白芍 5g　郁金 15g

每日 1 剂，未予西药。

药后 1 周，乏力、畏寒、少言欲睡明显好转，烦躁、浮肿消失，腹胀略缓，但大便仍干，并出现口干而苦。舌微红，苔薄白，脉细弱。遵上方加减：

制附子 15g（先煎）　肉桂 3g（后下）　生黄芪 30g
当归 15g　仙灵脾 15g　生地 30g　知母 10g　黄柏 12g
蒲公英 15g

服 4 周后，腹胀缓，大便通，诸症基本缓解。复查 T$_3$56mg/dl，T$_4$1.5μg/dl，TSH38μIU/ml，γT$_3$14mg/dl，胆固醇 5.2mmol/L，甘油三酯 1.14mmol/L，高密度脂蛋白 520mmol/L。遂配制丸药出院后服用。

例 2：宋某，女，37 岁。病历号：49864。因发现颈前肿大，伴乏力、憋气月余而来本院就诊。查血发现 T$_3$、T$_4$ 降低，TSH 增高。入院检查：表情淡漠，嗜睡懒言，皮肤粗糙，舌体稍厚，甲状腺 Ⅱ 度肿大，心音略低，律齐，肺（一），肝脾不大，颜面及双下肢浮肿，膝腱反射减弱。自诉无力，憋气，畏寒，纳呆，腹胀便难，月经失调，性欲淡漠。舌淡红,苔薄白,脉细弦,重按则弱。心电图示窦性心动过缓。胸片示纹理增粗。甲状腺 B 超示回声偏低,不均匀。腹部 B 超示脂肪肝。血清 T_3 33ng/dl, T_4 0.5μg/dl, TSH>60μIUg/ml, TGAB、TMAB 阴性, γT_3 8.7ng/dl, FT_4 1.26μg/dl,胆固醇 6.8mmol/L,甘油三酯 2.0mmol/L,高密度脂蛋白 250mmol/L。

西医诊断为甲状腺机能减退症,脂肪肝,可疑慢性甲状腺炎。中医辨证:脾肾阳虚。处方:

制附子 10g(先煎)　白术 10g　生黄芪 30g　当归 10g
云苓 10g　仙灵脾 10g

不予西药治疗。

服药 1 周后,颜面发胀、乏力、畏寒、憋气、浮肿等症状略减轻,腹胀便难如故。舌淡红,苔薄白,脉细沉。遵上方将制附子、仙灵脾逐渐加至 25g。继服 5 周后,诸症缓解,只有甲状腺肿大变化不大。复查血清 T_3 97ng/dl, T_4 3.5μg/dl, TSH6.5μIU/ml, γT_3 16.3ng/dl, FT_4 2.8μg/dl,血脂三项略减低。遂上方加浙贝 10g、山慈菇 15g,配制水丸,出院继续服用。

例 3:谭某,女,49 岁。病历号:179679。因发现畏寒、乏力、浮肿 3 月余而来本院就诊。查血发现 T_3、T_4 降低,TSH 增高。

入院检查:表情淡漠,反应迟钝,声音嘶哑,皮肤粗糙,甲状腺 I 度肿大,心音低,律齐,肺(一),肝脾不大,双下肢浮肿较重,膝腱反射减弱。自诉畏寒突出,虽值盛夏,亦着秋衣裤,但仍感不足。嗜睡,乏力,纳呆,腹胀便难。舌淡红，苔薄白，脉细滑。心电图、胸片、甲状腺扫描、B超均正常。血清 T_3 6.0ng/dl，T_4 0.3μg/dl，γT_3 6ng/dl，FT_4 0.8μg/dl，TSH＞60μIU/ml，TGAB、TMAB 强阳性，胆固醇 9.2mmol/L，甘油三酯 1.91mmol/L，高密度脂蛋白 450mmol/L，空腹血糖 9.24mmol/L，餐后 2 小时血糖 11.8mmol/L。

西医诊断为慢性甲状腺炎，甲状腺机能减退，Ⅱ型糖尿病。中医辨证：脾肾阳虚，水湿内停。处方：

制附子 10g（先煎）　白术 15g　生黄芪 30g　当归 10g

云苓 10g　仙灵脾 10g　白芍 10g

每日 1 剂。并予甲状腺素 20mg/日，控制饮食。

服药 1 周后，症状开始减轻，上方将制附子、仙灵脾逐渐加至 20g。服 3 周后减衣裤，5 周后症状基本消失。复查血清 T_3 55ng/dl，T_4 2.2μg/dl，TSH4.6μIU/ml，γT_3 14ng/dl，FT_4 3.2μg/dl，胆固醇 3.9mmol/L，甘油三酯 1.1mmol/L，高密度脂蛋白 370mmol/L。空腹血糖 6.3mmol/L，餐后 2 小时血糖 6.3mmol/L。遂配制水丸带药出院。

例 4：张某，女，62 岁。病历号：84415。患者为甲状腺功能亢进，经[131]I 治疗后 22 年，现因畏寒、浮肿、憋气 1 年余而来本院就诊。经检查血发现 T_3、T_4 降低，TSH 增高，心电图异常。

入院检查：表情呆板，反应迟钝，声音嘶哑，皮肤粗糙干裂，舌增厚，甲状腺不大，颈静脉充盈，双肺底有湿啰音，心界扩大，心音低钝，心率 66 次/分，心律不齐，心尖部及主动脉瓣区可闻及 Ⅱ、Ⅲ 级收缩期杂音，腹软，肝肋下可及，双下肢严重浮肿，膝腱反射减弱。自诉憋气较重，不得平卧，动则心悸气短，且有乏力、畏寒、纳呆、腹胀便难。舌淡微黯，体胖大，苔薄白，脉细弱结代。心电图示右束支完全阻滞、冠状动脉供血不足、室性早搏。超声心动图示中等量心包积液。胸片示心影扩大。腹部 B 超示肝脾大。血清 $T_3$26ng/dl，$T_4$0.8μg/dl，TSH6.0μIU/ml，TGAB、TMAB 阴性，$\gamma T_3$3.5ng/dl，$FT_4$0.38μg/dl，胆固醇 5.5mmol/L，甘油三酯 4.24mmol/L，高密度脂蛋白 240mmol/L。空腹血糖 7.8mmol/L，餐后 2 小时血糖 20.8mmol/L。尿素氮（BUN）10.3mmol/L，肌酐（Gr）115μmol/L。

西医诊断为甲状腺机能减退，心包积液，冠心病，II型糖尿病并糖尿病肾病。中医辨证：脾肾阳虚，水湿泛滥。处方：

制附子 10g（先煎）　白术 15g　生芪 15g　当归 10g
云苓 30g　仙灵脾 15g　白芍 10g　瓜蒌 30g　川连 3g
半夏 10g　葶苈子 20g　大枣 10g

每日 1 剂，并予甲状腺素 20mg/日，降糖药美吡达（Minidiab）15mg/日，偶用少量利尿剂。

服药 2 周后，乏力、畏寒、憋气、浮肿等症状减轻，腹胀缓，大便顺。上方将制附子加至 15g，仙灵脾逐渐加至 30g。继服 7 周后，诸症基本缓解，复查 B 超示肝不大，脾大。超声心动图示少量心包积液。血清 $T_3$65ng/dl，$T_4$2.7μg/dl，TSH34.5μIU/ml，$\gamma T_3$13.5ng/dl，$FT_4$0.65μg/dl，胆固醇 4.3mmol/L，甘油三酯 1.54mmol/L，高密度脂蛋白 320mmol/L。空腹血糖 5.5mmol/L，餐后 2 小时血糖 320mg/L。BUN7.6mmol/L，Gr88μmol/L。遂配制水丸带药出院。

甲状腺机能减退症，系甲状腺素合成、分泌或生物效应不足所造成的全身性内分泌疾病。其主要临床表现为元气亏乏、气血不足、脏腑受损的阳虚证候，多属中医"虚劳"之范畴。

据临床报道，本病以脾肾阳虚证者最多见，文中所述 4 例中，3 例为脾肾阳虚，亦与之相符。但 3 例治法有别于其他报道，不论水肿轻重，均采用真武汤合当归补血汤加减。例 4 因有心包积液，又加入小陷胸汤合葶苈大枣泻肺汤以泻水。仅 1 例未及脾阳，而予金匮肾气丸合当归补血汤加减治疗。

李氏认为中医辨证治疗甲减，是通过调节脏腑功能，从而达到目的，且无明显副作用，但疗程较长，治疗切勿过急。李氏所选主要药物制附子、肉桂、仙灵脾温补肾阳以治虚之本；茯苓、白术、干姜温脾化湿，佐补肾之品以行水；生黄芪、当归健脾益气养血，协补肾之味以补虚；生地、熟地、山萸肉、白芍滋阴，以阴中求阳，并可防药物过燥。共奏温补脾肾、益气养血、行水消肿之功，达治疗甲减之效。经临床疗效观察，临床症状一般在服药 2～3 周减轻，5～6 周基本缓解。化验检查在服药 2～3 周好转，5～6 周显著好转。其中 T_3、γT_3 恢复较快，大多正常或基本正常；T_4、FT_4 次之，一般较病前升高，接近正常；TSH 下降较慢；另外，血脂尤其是胆固醇明显下降，均降至正常范围。另外，例 3、4 虽加服甲状腺素片 20mg/日，但曾请教本院内分泌专家，每日服甲状腺素 20mg，不可能取得如此效果，认为主要是中药的作用。

益气固表，清热利湿治疗黄汗

李某，男，65 岁。患黄汗半年有余，稍动则出，汗出染衣，色黄，纳食尚可，大便调，夜尿略多。舌淡红，苔薄黄，脉细弦。证属外有表虚，内有湿热。治以益气固表、清热利湿。方拟玉屏风散合栀子柏皮汤加味：

生黄芪 30g　白术 10g　防风 10g　炒栀子 10g　黄柏 10g　车前子 10g

服上述药 7 剂后，黄汗止。但停药 1 周后又复出，纳食尚可，二便如常。舌淡红，苔薄白，脉细。前方加减：

生黄芪 30g　白术 10g　防风 10g　车前子 10g　当归 10g

再服 5 剂后，黄汗止。原方 5 倍量共为细末，炼蜜为丸，每丸重 9g，每服 1 丸，日 2 次。嘱其继续服用 1～2 月，以巩固疗效。随访 3 个月，未再复发。

黄汗临床较为少见，治疗颇为棘手。自汗属表虚不固，汗出色黄为有湿热所致，故辨为外有表虚，内有湿热。方中玉屏风散益气固表，栀子柏皮汤清热利湿，加车前子以增强清热利湿之功，加当归养血活血以助湿出。诸药合用，表虚得固，湿热得除而治愈。

调和营卫，散寒通络治蚁行感

邱某，男，40岁。诉自觉周身有蚂蚁爬行感3个月，伴有形寒肢冷，纳食尚香，大便顺，小便调，夜寐宁。舌淡红，苔薄白，脉细小弦。证属营卫不和，寒滞肌腠。治以调和营卫，散寒通络。方拟桂枝加附子汤加味：

制附子10g　桂枝10g　白芍15g　桑枝30g　鸡血藤30g　海风藤15g　生首乌30g　红枣10g　当归10g　生姜2片　炙甘草5g

服7剂药后，蚁爬感基本消失，但仍觉形寒肢冷。舌淡红，苔薄白，脉细小弦。前方制附子改为15g。继服7剂后，形寒肢冷明显缓解，蚁爬感未发。舌淡红，苔薄白，脉细。遂改制为丸剂，继服月余。之后随访2个月未见复发。

现代医学认为蚁行感属神经官能症的范畴。患者自觉蚂蚁爬行于肌腠之间，伴有形寒肢冷等症，中医辨证属营卫不和、寒滞肌腠所致。选用桂枝汤以调和营卫，加附子以温阳散寒，桑枝、海风藤以祛风通络，鸡血藤、生首乌、当归以养血通络。诸药合用，邪去正复，营卫调和，肌腠得通，故而获效。

燥湿健脾，行气除胀
治帕金森氏综合征案

王某，男，69岁。患帕金森氏综合征。症见腹胀较甚，矢气少，大便秘结，时有胁痛，有胆囊炎、胆结石史。舌淡红，苔白而厚腻，脉沉细。证属湿困脾土，气机郁滞。治以燥湿健脾，行气除胀。方拟平胃散加减：

　　　　苍术 15g　厚朴 30g　莱菔子 10g　大腹皮 15g　香附 10g　龙胆草 30g　金钱草 15g　鸡内金 10g　法半夏 10g　甘草 3g

　　上方服用 5 剂后，腹胀、胁痛缓解，但大便仍干。舌淡红，苔白厚已不腻，脉细。前方加草决明 30g，厚朴改为 35g。继服 20 余剂，诸症缓解，偶觉心下痞，舌淡红，苔薄白，脉细。遂予香砂枳术丸，午、晚饭后各服 6g，以善其后。随访半年未见复发。

　　帕金森氏综合征所引起的腹胀，治疗较难，本例患者证属湿困脾土、气机郁滞，故以平胃散燥湿健脾，配厚朴、莱菔子、大腹皮、香附等行气除胀。诸药合用，使湿去气行，故而治愈。重用厚朴，最大可用至 80g，配莱菔子，对帕金森氏综合征之腹胀，疗效显著。

李昌源

脑萎缩案

李昌源（1916～　），贵阳中医学院教授

　　本病属中医"文痴"、"痫证"范畴。是由于脑萎缩所致的进行性脑器质性精神衰退的一种综合症状，多在脑动脉粥样硬化的基础上，由于多次大小不同的脑卒中发作形成多发性脑栓塞的结果，出现痴呆综合征。临床可见人格改变、睡眠及知觉障碍、判断及记忆障碍等精神异常表现，甚至出现呆傻、二便失禁等严重症状。临床上常见之老年性痴呆症，多有不同程度的脑萎缩。本病预后较差，治疗颇为棘手。

　　本病的病因病机不外有三，即髓海不足、脾肾亏损和心血不足。李氏认为本病的治疗总则不离补肾填髓，健脾益气。

　　刘某，男，78 岁，1992 年 7 月 1 日初诊。患者曾有高血压史 10 年，数次出现中风先兆，1 个月前患感冒后出现神志不清、二便失禁、肢末不温等症状。经省医院做脑 CT 检查，片示"脑萎缩"。初诊：神情呆滞，双目无神，问之不答，头昏乏力，手足不温，炎炎夏日竟身着毛衣且戴帽，二便失禁，舌淡体胖大、苔白腻，双关脉弦、尺弱。诊为

痴呆，属肾阳虚、命火衰、髓海空虚，治当温肾扶阳，方
选金匮肾气丸加减化裁。处方：

熟地 20g　淮山药 20g　枸杞 20g　丹参 20g　益智仁
20g　菟丝子 20g　茯苓 10g　山萸肉 10g　郁金 10g　仙
灵脾 10g　附片（先煎）6g　丹皮 6g　肉桂 3g

二诊后加重温阳药，附片增至 20g，肉桂增至 6g，并
用枸杞蒸羊脑炖服，另加用鹿角胶（烊化）20g，其余增损
药物如覆盆子、桑螵蛸、太子参、炙甘草、苡仁、巴戟天、
远志、菖蒲等。调治近 2 个月后，二便正常，手足不冷，饮
食睡眠均正常，神志清楚，对答自如，经脑 CT 复查已正常。

本例辨证明确，治以温肾扶阳为主，佐以健脾益气、填
髓化瘀。主用金匮肾气丸补肾阳，因小便失控，故去泽泻。
前后用药 23 剂，其中桂、附总量分别达 129g 和 418g，其
温肾阳之力不可谓不强；加入丹参、郁金，取其活血化瘀
之功效，改善心、脑、肾血循环以治脑栓塞；鹿角胶既助
桂、附温阳，又助枸杞、菟丝子、羊脑、寄生补髓填精；巴
戟天、仙灵脾助命火，补肾气；益智仁、桑螵蛸、覆盆子
补精固摄纳二便；枸杞蒸羊脑为脏器疗法；太子参、茯苓、
淮山药、炙甘草益气健脾同补后天；菖蒲、远志通心阳而
透脑窍。是方配伍严谨，药证合拍，故 20 余剂收捷效。

吴安庆

水明内视症

吴安庆（1901～1972），江苏名医

张女，住崇明亦新镇东北 1.5 公里，靠近长江边头圩内。父母双亡，遗雏成群，遗产本为可观，奈因 3 次海潮，没有收入，而筑岸防洪费用浩大，春间又为土匪洗劫，惊慌忧闷，萃于一身，遂得一奇疾：病者合目，则能自见五脏六腑之位置与血液之运行，此女本无生理常识，而所谈之内脏历历不差，遍延中西药治，悉无寸效，卧床半载，痛苦万分。来延余诊，脉舌平整，饮食尚可，二便俱调，经水按月而至，检前医所用之药，皆安神宁心补肾之品，西医断为神经官能症，中医不曰神不安舍，即曰心肾不交，无可借镜。沉思良久，忆及《内经》有"水明内视"之文，此即"内视"症乎？盖人之两目只能外视，今合目而能见脏腑，非内视而何？又思内视之上，冠以"水明"二字，则水明即是内视之病理。欲治此症，当先使水不明而浊。又思欲使水浊，莫如扰之以土，所谓土能克水是也。又思培土究以何物为佳，甘为土味，黄为土色，药之色黄而味甘者，甘草为上，且甘草有国老之称，施于一切之病，可以泛应无穷，惟中满与酒客忌之。今既不中满，又非酒客，虽不合证，谅亦无碍。然历时半载，数剂汤药，断难获效，不如改汤为丸，嘱其尽剂，亦可坚病者服药之心理。乃为之立案曰：目甫交睫，即能自见五脏六腑之位置与血液之运行，甚为清晰，遂至惊慌恐怖，心悸失眠，淹卧床褥，五月于兹。人毕以怪病目之，病本不怪，以少见故为多怪耳。此症之病名、病理载在《内经》，苟能服完此药，或可复尔康宁。药用生甘草240g，研末糊丸，嘱其每服6g，日2服，白汤送下，20日服完。余立此案，故作解人，其实平生未遇此症，亦不过作探索性治疗而已。诊后半载，未邀复诊，远距百里，无以探询，邂逅病者之亲戚施某曰：病者自服先生方后，约2周左右，合目不再见内腑，遂得安卧半月，即能起床，今已操作如常，丸未服尽，尚有少许，故未请复诊。余不禁为之舞蹈，际此科学万能之世，谈及哲理，辄目为荒诞，请观此症之获效，则五行之理，有未可厚非者。窃尝谓《内经》一书，苟能细细探讨，必能获得无限之宝藏，惜为秦汉之文，言简意赅，人每以艰涩难读而弃之，不然定可于世界医学中独标一帜，政府将发皇之不暇，决不忍其自生自灭矣！

祝味菊

黑疸劳疾宜健脾温肾

祝味菊（1884～1951），著名中医学家

陈君，男，三十余岁，体质尚健康，勤于工作，日以继夜。在一次强力劳动之后，全身衰弱无力，自以为系暂时疲劳，怎奈小息之后，疲劳不减，继而关节及肌肉作湿痹样疼痛，头昏耳鸣，失眠心悸等症随之而来，不久肠胃症状出现，胃痛呃逆，呕吐泛恶，食欲不振，便秘腹泻交替发作，身体日渐羸瘦，体重减轻不少。叠请名医诊治，有谓系风湿性关节炎所引起，用祛风通络之药；有曰头昏耳鸣，乃肾阴不足之症，应养阴平肝，亦不见效。以后颜面、项背、腋下皮肤逐渐变色，状如紫铜，询问医生所答复之病由，皆不能使患者满意，经友人介绍请祝医诊治，祝即按照四诊为之诊断曰："君所患之病，系少见之疾患，即西医所称阿狄森氏病，中医谓为黑疸劳疾。前期之疲劳、关节湿痹样痛、头昏、呕吐、胃痛等，实即前趋症状，中医历来谓黑色乃肾水之色，肾脏之色外见，肾藏阴阳不足，乃显见易见，病因已明，何难设法，应循序按先后治疗，先健脾阴以和胃。"处方：

黄厚附片（先煎）14g　炒党参 16g　炒白术 12g　淡

干姜6g　姜半夏12g　陈皮6g　灵磁石（先煎）30g　川芎9g　丹参14g　白蔻壳9g　大腹皮12g　陈枳壳9g　炒六曲12g

服药3剂，胃肠症状大减，纳谷渐馨，病人转忧为喜曰："吾之恙似有好转。"祝曰："能听我言，当可全瘳，今脾胃之症，逐渐消失，而色素沉着依然未动，为今之计，应大补阴阳，以治病之本。"处方：

黄厚附片（先煎）16g　大熟地16g　肉桂4g　炒党参14g　补骨脂12g　山萸肉12g　巴戟天12g　仙灵脾12g　仙茅12g　淮山药12g　灵磁石30g（先煎）　当归12g　炒白术12g　枸杞子12g　大枣10g

先后共服药10剂，精神大振，颜面、颈部脊背、腋下等处之黑色逐渐消失。形不足者，补之以气，精不足者，补之以味，乃于原方加鹿角胶12g。连服6剂，色素沉着已退大半，眠食俱佳。后用全鹿丸（全鹿、牛膝、党参、肉苁蓉、杜仲、沉香、当归、地黄、黄芪、锁阳、枸杞子等）。每日12g，分2次服，1个月后，黑色全消，健康如常人。

（王云峰　整理）

董廷瑶

涤痰化瘀治脑瘫

董廷瑶（1903～　　），上海中医文献馆主任医师

脑瘫是因脑功能障碍引起肢体瘫痪，大多患儿于出生后数月或1年内出现症状，严重病例除瘫痪外还有智力不足、抽搐及视听或言语功能异常，是为疑难顽症，此类病儿为数却不少。董氏谓此属"五软"范畴，常以痰瘀阻络、肝风内扰论治。曾治患儿朱某，男，6岁，1991年2月21日初诊。生后手足痿软，不能握物，步履不稳，经常抽搐，时时摇头，尚能自觉预知，语言正常，舌红苔薄而腻，脉细带滑，头部CT检查示左顶叶脑血管畸形。董氏曰：先天疾患，"五软"之症，血运失常，瘀阻脑窍，兼夹痰浊，筋纵不收，先拟活血行瘀、涤痰通络、熄风安脑，方选桃红四物汤去熟地，加半夏、陈皮、天浆壳、天麻、全蝎、钩藤。加减化裁，服用1个月，摇头肢搐均停，神志已清。尚诉头昏，右手握力较振，足软步行转稳，苔化薄净，口渴喜饮。瘀痰渐化，肾精本亏，虚风内动，次用六味丸加杜仲、川断、天麻、杭菊滋水涵木，补肾强脊。最后以三甲复脉汤增损，滋养阴血，通脉填髓补脑，调治10个月，病情全面向愈，手足活动自如，常觉软弱少力。先天痿软，脑病顽症，获此显效，实乃巧思灵变，自出机杼。

陈治恒

疏理少阳枢机治小儿目睛不转

陈治恒（1929～　），成都中医药大学教授

杜某，女，3岁。3天前突然眼球不能转动，头痛，眼压升高，急邀陈氏会诊。据其母代述：患儿3天前受惊，突然眼球不能转动，头痛，呕吐。在成都某医院儿科观察1宿，后又转入某医院脑外科，检查眼压升高，疑为"颅内占位性病变"，经各种对症处理无效，其家长要求中医治疗。观患儿发育良好，神志清楚，双眼眼球上翻，不能转动，身有微热，头痛阵发，时有呕吐，二便通利，舌红，苔白滑，脉弦滑。据此脉症，陈氏认为似属感受外邪，里有痰热，胆胃不和之候。暂以温胆汤合连苏饮予服。处方：

陈皮8g　法夏10g　茯苓10g　枳实8g　竹茹10g
黄连5g　苏叶12g　甘草3g　1剂

翌日再诊，患儿服药后呕吐减少，其余未有新的变化。陈氏反复检查，患儿头项不强直，胸腹不胀满，心中不烦躁，二便无异常，只是仍时觉头痛，微发热，无汗，脉弦滑。遂按少阳枢机失运治疗，处以小柴胡汤加减化裁，以和解枢机，兼以疏风解痉，和胃化痰。处方：

柴胡10g　黄芩12g　法夏10g　生姜6g　甘草3g

茯苓 12g　陈皮 8g　竹茹 10g　僵蚕 10g　蝉蜕 6g　钩藤 15g

服药 3 剂，患儿父亲来告，谓服药以后，两眼已转动如常，诸恙若失，并下地玩耍。继用六君子汤加味调理而安。其后，患儿父母为了排除颅内占位性病变，专门去医院做 CT 检查，未发现异常，眼压亦已恢复正常。今已健康成长，从未复发。

少阳为枢，因其位居半表半里，而三焦与胆的生理机能活动又决定它对人身气血的内外开阖和升降出入密切相关，加之三焦通于腠理，其气游行于上下、内外、表里之间，故少阳有"游部"、"隙地"之称。因此，少阳之气既可以向内向外，又可以从阴从阳，从而具有表里出入的枢机作用。陈氏谓：正因为少阳的主枢作用，因此很多疾病可以借用小柴胡汤转枢机，使其气机枢转正常，邪去正复，疾病得解。本案陈氏认为，五脏六腑之精气皆上注于目，目睛转动灵活，犹如枢机运转如常，若枢机不利，则目睛转动失度。陈氏反复检查患儿，抓住患儿有受惊史，"惊则气乱"，气机逆乱则枢机不利，目睛反背，因此巧用小柴胡汤转枢轴，理气机，化解了此例疑难证，体现了陈氏常说的"治病之巧，寓于调枢之中"。

董德懋

血紫质病，乳糜胸腹水

董德懋（1912～　），中国中医研究院教授

血 紫 质 病

郝某，男，23 岁，门诊号 05133。1980 年 3 月 10 日初诊。

间歇性发热伴腹痛 10 年。每次发病高热持续 20～30 日，经治转为低热，持续 20～30 日；伴急腹痛，痛在脐周。每 2～3 个月发病 1 次。1979 年 5 月发病住某医院，诊断为"血紫质病"。

现症：发热，体温 37.8℃，不汗出而畏寒，脘腹胀痛感凉，喜按喜温，腹泻，泻后痛略减。苔中厚腻而润，舌尖边红，脉缓弱。拟甘温除热法。处方：

干姜 6g　党参 10g　炙甘草 9g　白术 10g　白芍 10g
桂枝 6g　元胡 6g　川楝子 10g　大枣 5 枚　生姜 3 片

二诊：上方服 3 剂，热退，脘腹隐痛，食欲不佳。上方加陈皮 6g、藿香 10g。

三诊：服药 7 剂，纳谷渐馨，脘腹痛减，得食痛缓，苔薄腻，脉细弱。处方：

党参 10g　白术 6g　陈皮 6g　半夏 10g　砂仁 5g　木香 3g　佩兰 10g　香附 10g　苏藿梗各 10g　白芍 10g　元胡 6g　炙甘草 5g

每日 1 剂，服 20 剂后，改为间日服 1 剂。随访半年，病未发。

本例患者腹痛感凉，喜按喜温，腹泻，脉缓而弱，属脾阳不足；其发热亦为脾胃阳气虚弱之热。泻后痛减，系阳虚寒凝气滞、肝木妨土之象。董氏初用理中汤加味，以干姜、白术、党参、炙甘草、大枣温脾补气；桂枝既可温脾阳，又能配白芍和营卫；白芍配元胡、川楝柔肝止痛，使木不妨土；茯苓助干姜、白术和脾止泻；元胡、川楝子得干姜、桂枝之温而行滞。二诊加陈皮、藿香畅中开胃，使谷气充盛，奉养脾胃元气。三诊以香砂六君子汤加味，仍宗培补脾胃元气之法，兼以开胃进食，使后天之本健旺，灌溉全身，以巩固疗效。

乳糜胸腹水案

段某，男，37 岁，住院号 165437。1975 年 5 月初诊。

某总医院诊断为"乳糜胸水、腹水 1 年余，兼有风湿性心脏病、二尖瓣狭窄、心功能代偿期"。曾用中西药治疗，未见减退。

现症：胸腹胀满，气短不舒，纳呆食少，苔白腻，脉缓。证属脾运失职，水湿停聚，拟胃苓汤治之。处方：

苍白术各 10g　川朴 5g　陈皮 10g　茯苓皮 10g　泽泻 6g　猪苓 10g　大腹皮 10g　桂枝 3g　生姜皮 2g　甘

草 5g

每日 1 剂。

二诊：上方服 20 余剂，胸腹胀满减轻，惟尿量尚少。拟宗原方去苍术、川朴、甘草，加桑白皮。每日 1 剂。

三诊：患者服 40 余剂，诸症均减，乳糜胸水已痊，乳糜腹水明显好转，诊脉细迟，舌苔白。阴阳皆虚，拟济生肾气丸作汤出院服用。

上方服 40 余剂，乳糜腹水消失。1980 年随访，乳糜胸、腹水均未发。

本例经各种检查，原因不明。从临床表现看，相当于中医学的"臌胀"、"水肿"等范畴。观其症，胸腹胀满，气短不舒，纳呆食少，苔白腻，脉缓，皆属脾病。故以苍白术健脾燥湿；桂枝、生姜皮、川朴、陈皮宣运中阳之气，取"气化则水化"之意，佐以二苓、大腹皮、泽泻利水消浊，甘草调和诸药。二诊因小溲量尚少，故以五苓合五皮，仍宗健脾之法，加强利水。三诊邪势去其大半，正气亦衰，故以济生肾气汤培补肾之阴气，且能利水消胀。本例先用健脾利水，使后天以资先天，终以补肾利水，以先天主后天，终使乳糜胸水、腹水消除。

李孔定

肝硬化定时寒热如疟，皮肌炎，食㿉

李孔定（1926～　），四川省绵阳市中医研究所主任医师

肝硬化定时寒热如疟

　　闫某，女，75 岁。20 年前曾患甲型肝炎，愈后未作复查。1997 年 9 月 29 因感冒受凉后服用"感冒通"、"速效感冒胶囊"各 2 粒，4 小时后即出现呕吐鲜血，量多，继而便下鲜血，急送医院住院治疗，诊为"肝硬化失代偿期并发上消化道大出血"，经止血、输血、保肝等治疗，出血渐止，因贫血继续给以营养支持等疗法，10 月 21 日，无明显诱因，突然出现恶寒，继而高热 39.7℃，查血象正常，静滴清开灵、氨苄青霉素后 2 天热退。以后每 7 日发热如前，经各种抗生素治疗仍定时发作，发热期间不用药物亦 2 日后热退。1997 年 12 月 21 日邀余会诊，已是第十次高热，形枯少神，面赤无泽，体温 39.4℃，自诉身热心烦，整夜不寐，腹胀，大便干结，口渴时时引饮，不欲食，小便量少色黄，舌质鲜红，苔光剥无津，脉弦细数。证属肝毒致热，阴津枯涸，拟清热救阴，解毒透邪。药用：

　　　　沙参 30g　麦冬 50g　天冬 30g　鲜青蒿 50g　银花

12g　知母 50g　丹皮 30g　地骨皮 50g　枳壳 30g　山楂 50g　连翘 30g　甘草 10g

　　一剂，三煎，药液分 8 次温服，一日服 4～5 次。患者服药 2 次后即安静入寐，热势渐退，一剂尽而热已除。2 日后（即 12 月 23 日）复诊，患者精神好转，小便增多，腹胀减轻，仍口渴，热退后泻水样稀便，舌深红，有少许薄白苔，无津，脉仍弦数。热退脉躁，恐有"燎原之势"，仍守前法，前方去知母，枳壳、丹皮减为 15g，青蒿减为 30g，加大枣、神曲、芡实、山药各 30g。12 月 26 日三诊，腹胀大减，欲食、小便正常，大便转溏，日 1～2 次，仍渴思饮，舌黯红，根部薄白苔，前部仍光剥，舌面津少。重病初效，不宜改弦易辙，嘱继进上方一剂。12 月 29 日未再发热，舌黯苔薄少津，脉弦缓，微渴，便溏，余无不适。脉静体安，邪势已遏，重在养阴益气健脾、活血软坚散结，少佐解毒透邪之品。药用：

　　沙参 50g　麦冬 50g　北五味 12g　山药 30g　牡蛎 50g　甲珠 12g　鸡血藤 50g　丹参 30g　银花 12g　青蒿 15g　神曲 30g　山楂 50g　橘核 30g　甘草 12g

　　调理月余，诸恙悉除出院，随访半年，发热未作。

　　肝硬化定时寒热如疟，中西书籍尚未见记载，余近年来诊治此症患者 10 余例，均为肝硬化失代偿期所伴见。其发热特点为突然先寒后热，或夜热早凉，或持续高热 1～2 日，间隔时间不定，或一周一发，或十天一发，或一月一发。查血未见疟原虫，外周血象正常。常误作感冒。余意肝脏积聚日久，疏泄失常，以致"肝毒"内生，深伏阴分，与正气相搏而作寒热。每次发作，均为人体正气抗拒毒邪、排除毒邪的一种反应。由于积聚尚在，肝毒仍可源源内生，积于体内，蓄势待作。因患者积聚程度不同，正气强弱各殊，故有发热时间、间隔时间之异也。治取吴鞠通"青蒿鳖甲汤"之意，结合"肝毒"致热之机，以"清、滋、导"三字为法：清，清其毒邪所致之热；滋，滋其既耗之阴，扶正而祛毒邪；导，以芳香透络之品，导毒邪外出。常用药物有银花、连翘、沙参、麦冬、知母、青蒿、牡蛎、山楂等。高热危重者，遵吴氏"无粮之师贵在速战"，常以"大军应战"之法，顿挫邪势。退热之品，尤以鲜青蒿为佳。热退扶正方中，仍须少佐解毒透邪之品，以防肝毒复聚。

皮 肌 炎

余某，女，23岁，1996年11月3日初诊。3个月前因于田间劳累后出现四肢软弱无力，颈腰部僵硬不能转侧，面部发红、肿胀。在当地医院按"红斑性狼疮"给予西药治疗，病情未缓解，并逐渐加重，行走、吞咽均感困难。转市级医院治疗，曾做血生化、骨穿、肌活检等检查，确诊为"皮肌炎"，用大剂量强的松等药物治疗，无明显好转，而求治于余。症见：面部肿胀，色暗紫，按之不褪色，四肢软弱，站立不稳，需家人搀扶行走，头下垂，吞咽困难，一碗稀饭约需3小时才能吃完，下肢冰凉，手心潮热，大便秘结，三四日一行，舌暗红，苔白腻，脉弦细。证属湿热毒邪蕴结血分，气虚血瘀，筋脉失养，治以清热解毒除湿、益气活血通络。处方：

　　紫草 50g　青蒿 50g　连翘 30g　淡竹叶 12g　苍术 15g　黄柏 15g　苡仁 30g　红花 12g　鸡血藤 30g　黄芪 50g　附片 15g　郁李仁 12g　枳壳 15g

　　水煎服，2 日 1 剂。服此方 5 剂，吞咽较前改善，每餐约一个多小时，下肢转温，大便正常，手心潮热除，舌暗红，苔转薄黄。重病初效，勿事更张，仍取前方去苍术、黄柏、附片、郁李仁、连翘、淡竹叶，加太子参 30g，茯苓 30g，白术 30g 继进 5 剂，药后面肿减轻，紫斑变淡，已能行走，进食如常，惟睡眠欠佳，舌红苔薄黄少津，脉弦。二诊方中加入女贞子 30g，菟丝子 30g，牡蛎 30g 滋补肾阴，重镇安神，继服 10 剂，除面部微暗红、自觉干涩外，已无其他不适。复查肌活检、尿肌酸含量均已正常。处下方调理：沙参 30g，白术 15g，茯苓 15g，山药 30g，丹参 30g，女贞子 30g，紫草 30g，鸡血藤 30g，黄芪 50g，枳壳 15g，甘草 12g。

　　本病的主症为肢体无力，吞咽困难，属中医"痿证"范畴。《素问·生气通天论》云："湿热不攘，大筋软短，小筋弛长。软短为拘，弛长为痿"。故致痿之因不局限于《素问·痿论》之五脏热，湿热亦是原因之一。至于其治法，《素问·痿论》有"独取阳明"之说，其后汉唐诸家论治痿证者寡，宋元以降，诸家除宗《内经》之说外，大抵不越补益气血、滋肾泻火诸法。如《医宗金鉴·痿》说："但观古人治痿皆不用风药，则可知痿多虚，痹多实，而所因有别也"。我意诸家临证所见，确有是证而用是药，无可非议。而本案的病机为主要病机为血热、血瘀、气虚，三者互为因果：血热耗伤正气，气虚血行不利而瘀，血瘀又可蕴热……形成恶性循环。而导致这一病机的主要原因又是湿热毒邪侵于血分。其病始于劳累之后，汗出卫虚，湿邪乘虚入营，郁而化热；况其舌质深红，舌苔白厚腻，亦可由果推因。面部紫暗肿胀，湿阻血瘀可证；头倾肢软，血热伤气使然。故组方以除湿、清热治其本，以益气活血治其标。病势急重，治需标本兼顾，并以大剂图功，相机加减。

食 㑊

张某，男，63 岁，1997 年 10 月 13 日初诊。善食而饥近一月，每日数餐，每餐约一斤米饭，仍倍感饥饿，泻白色稀大便，日四五行。身体消瘦，倦怠嗜睡，坐着即可入寐。查血糖、尿糖均正常。舌质淡胖，苔薄黄，脉弦细。多处服中西药罔效。此为食㑊，证属胆胃蕴热，中气大亏，治以益气健中、清热止泻。处方：

南沙参 50g　黄芪 50g　黄柏 30g　牡蛎 50g　禹余粮 50g　北五味子 15g　甘草 10g

二剂，水煎服。药后精神稍振，饥饿感减轻，食量减少，大便转黄色稀溏，舌淡胖，苔薄白，脉弦细。主症已减，而气阴亏虚尚难速复，前方去黄柏加芡实 30g、白术 30g，4 剂后恢复如常。

《素问·气厥论》云："大肠移热于胃，善食而瘦，又谓之食㑊。胃移热于胆，亦曰食㑊"。指出食㑊由胆胃之热所致。陈修园《医学实在易》有诗曰："食㑊皆因胃热乘，虽能纳谷瘦难胜。慈云若肯垂甘露，营卫氤氲气上腾"。提示治疗用甘露饮养阴清热。但本例症见倦怠思睡，便溏色白，为胆胃之热耗伤中气、脾失健运、清阳不升所致，即经曰"壮火食气"是也。治若株守前人养阴清热之法，必遗"有病不治，恒得中医"之消。故以参芪救其中虚，黄柏清胆胃之热且可坚阴，牡蛎、禹余粮、北五味涩肠止泻，药中肯綮，故获良效。

顽固性呃逆

王某，男，59 岁。1997 年 10 月 6 日初诊。呃逆不止已 3 日，寝食俱废。某卫生所给予肌注"氯丙嗪"等药物，仅暂缓片刻，须臾复和如故，复进中药煎剂治疗亦无寸效，就诊于余。症见呃声响亮，连连不休，口干欲饮，舌黯红，苔黄厚根部为甚，舌面少津，脉弦数。此属胃热肠寒、气滞血瘀之证。治以活血缓急、清胃温肠。处方：

赤芍 100g　木蝴蝶 12g　黄连 12g　黄芩 30g　天冬50g　麦芽 50g　小茴香 30g　甘草 15g

2 日后复诊，诉服药仅 3 次，呃逆即止，已无任何不适，舌黯淡，苔前薄根部黄厚，脉弦。寒热交错，瘀滞尚存，遵前方之意加减：

黄柏 30g　砂仁 12g　赤芍 50g　麦芽 50g　木蝴蝶12g　山楂 30g　甘草 10g

服 2 剂，平复如故。

呃逆乃胃气动膈而成，有寒热虚实之分，一般处方均喜加入丁香、柿蒂、代赭石之属，多能取效，惟王清任独倡以活血化瘀之血府逐瘀汤为治，并有"无论伤寒、温疫、杂证，一见呃逆速用此方，无论轻重，一剂即效，此余之

心法也"之说。而本例舌上少津，知为胃热；苔厚而根部
尤甚，知为肠寒。寒气收引，阻碍胃气下行；气滞于胃，为
热为瘀；胃气受阻不降，蓄则上逆为呃，与王氏所见之证
亦不全同。本例虚实寒热并见，故处方不遵常法止呃而呃
自止。《内经》谓"治病必求于本"，于此信然！

查玉明

皮肌炎治疗五法

查玉明（1919～　　），辽宁省中医药研究院主任医师

皮肌炎是一种自体免疫性结缔组织病，多发皮肤及肌肉的损害。皮肤受损部可见淡红色水肿性红斑，皮色逐渐加深，晚期皮肤变硬。肌肉受损，肌酸痛或肌无力，甚则肢体瘫软，兼有手足厥凉者，为其主要特征。严重者累及心肌并可出现肝脾肿大等，属中医皮痹、肌痹、虚损之列。本病多发于青壮年，尤以女性为多见，临床症状极为复杂，确属难治之顽症。多年医疗实践中，审证求因，结合辨病，选方遣药，多起沉疴，总结论治立法五则。

一、温阳益气，扶正起衰

临床见症：眉发不荣，枯槁脱落，形寒肢凉，全身肌肉瘫软无力，前额皮色晦暗发亮，舌淡润，脉沉缓而细。致病因素多主要为"两虚相得，乃客其形"。阳气式微、表卫不固，寒邪内痹，外伤形体，是其病机。治则虚者补之，使阳气通达，因其衰而彰之。采用黄芪桂枝五物汤加当归、鸡血藤、怀牛膝养血通络，配伍人参、细辛以冀阳气通达，皮肤转润，毛发复生，多奏良效。

二、驱逐寒邪，温通经脉

临床见症：四肢厥冷，皮色变青，指趾肿胀、肢端麻痛（雷诺氏病），甚则指端溃破，或吞咽困难，脉多沉细欲绝。多由外中寒邪、经脉痹阻，是其病因。阴胜则寒，阳微不达，寒则血涩是其病机。治宜寒者温之，采用当归四逆汤，乌头汤化裁加红花20g，穿山龙50g，使阳气复、寒邪去，畏寒肢凉得以改善，每多效验。

三、补益气血，以复化源

临床见症：肌肉萎缩、动作不利、指端皮肤破损、气短少神，或兼有低热，脉多细弱无力，舌淡少津。多由痹病日久，精营气血耗损，是其病因。内而五脏亏虚，外而形体肌肉消损，失其濡养，是其病机。采取八珍汤、小柴胡汤化裁，使气复血充，促进机体功能恢复，增强免疫功能，正复邪微，气血宣畅，内灌五脏，外濡肌肤，达到扶正祛邪的目的，收效甚佳。

四、养血润燥，化瘀通络

临床见症：面部黑褐斑显露，前额色黑明亮，皮肤粗糙，甚则皲揭，筋急爪枯。舌绛少津，脉多沉缓而细。多由痹久气血两耗，营卫失和，血虚生风，风胜血燥，是其病因。内不能濡养灌溉，外不能充润形体，气血愈损，邪深留恋不去，血燥风搏，皮肤失养，皮燥脱屑。治则：燥者润之。采取荆防四物汤加何首乌、连翘、蝉蜕、红花，可养血祛瘀，血和肌润，表散邪滞，疏导经络，使毛发复生，褐斑可除，筋脉得养，皮肤柔润，皲揭改善。疗效显著。

五、清热化湿，消肿解毒

临床见症：头重昏沉，项强少神，肌肤肿胀，下肢为甚，痿软无力。或筋脉拘急、肢节烦痛或低热不解，舌苔厚腻，脉多弦滑或沉数。《痿论》曰："居处相湿，肌肉濡渍，痹而不去，发为肉痿"，得之湿地也。或嗜饮水浆，湿浊留于中也，是其成因。"阳气者，柔则养筋"，今阳气伤，不能荣养于筋，湿热不攘，则大筋软短，拘急挛缩。小筋弛张，痿软无力。伤于湿，下先受之。湿胜则肿，热胜则痛。热郁则软短，湿郁则弛张。是其病机。治法：除湿消肿，清热止痛。用当归拈痛汤加金银花、连翘、细辛。上下分消其湿，取效甚捷。

本病多由禀赋不足、阳气虚衰、卫气不固、邪毒内侵、伤及肺脾、营卫失和所致。肺主皮毛，脾主肌肉，故多发皮、肌病变。

邪在表，卫气不行，皮寒顽麻为皮痹；邪在肌腠，肌瘫不仁为肌痹。邪留不去，痹阻不行，皮肌失养，以致关节强直，伸屈不利，皮肌硬变，肌肉萎缩，痿软肌瘫。

皮肌病变常见眼睑紫红色皮疹、末梢血管扩张、鳞屑性红斑、肌压痛，或硬结、肌肉萎缩。理化检查：血清谷草转氨酶、谷丙转氨酶、乳酸脱氢酶超过正常值50％，肌电图显示肌炎，可诊为皮肌炎。

医疗实践表明，本病实属疑难痼疾，正虚邪深，不能短期奏效，务须缓图以收功。

跋

　　余曾受教于吉林省名老中医洪哲明先生，耳提面命，受益良多。读书稍多，始悟及老中医经验乃中医学术之精粹，舍此实难登堂入室。自七九年滥竽编辑之职，一直致力于老中医经验之研究整理。寝馈于斯，孜孜以求，倍尝艰辛几近二十年矣。登门拜访，每受教益，茅塞顿开；鱼素往复，展卷捧读，亦如亲聆教诲，快何如之！

　　编纂、重订《当代名医临证精华》丛书，蒙国内名宿嘉许，纷纷应征，惠寄佳构。展阅名家之作：一花一世界，千叶千如来；真知灼见，振聋发聩；灵机妙绪，启人心扉……确不乏枕中之秘，囊底之珍，每每喜不自禁。

　　中国中医药出版社社长兼总编辑胡国臣先生，嘱余汇纂古今名医临证经验，并赐名曰"古今名医临证金鉴"，立意高远，实先得我心。爰以告竣之《重订当代名医临证精华》为基础，酌选古代文献，而成是编。

　　古代文献之选辑，乃仓促之举，殊欠砥砺。况不才识浅学疏，阅历有限，实难尽人意，尚祈诸贤达不吝赐教，使其臻于完善是幸。

　　著名学者，中国中医药出版社副总编辑傅芳、张年顺先生，对本丛书编纂惠予指导。本丛书责任编辑们也都花费了不少心血，余之挚友吴少祯主任付出的劳动尤多，于此谨致谢忱！

本丛书蒙各位老先生鼎力支持，尤其是著名中医学家朱良春先生在百忙中为本书作序，奖掖有加，惓惓于中医事业之振兴，意切情殷，余五内俱感，没齿难忘。

中国首届杰出青年中医十大金奖的获得者陈子华研究员，石志超教授协助我做了一些工作，对于他们的支持，余亦十分感谢。

杜甫客居蓉城，论诗有"戏为六绝句"之作，其六云：

未及前贤更勿疑，递相祖述复先谁。

别裁伪体亲风雅，转益多师是汝师。

杜甫虽有"未及前贤"之论，但主张不可轻率地抑此扬彼，盲目地贵古薄今，关键是别裁伪体，转益多师。诗圣之论，用来指导中医治学亦切中肯綮。

文章千古事，得失寸心知。如果说《当代名医临证精华》曾为诸多中医前辈所垂青，为临床界的朋友们所关爱，相信《古今名医临证金鉴》更会对提高临床水平有所裨益，更会得到朋友们的认可，不会因时间的推移成为过眼烟云而流传下去。

单书健

一九九九年春节于不悔书屋